Die **Lekutat-**
Methode

In kleinen Schritten zu
gesunder Ernährung und
zum Wunschgewicht

Haftungsausschluss

Alle Ratschläge in diesem Buch wurden vom Autor und vom Verlag sorgfältig erwogen und geprüft. Eine Haftung des Autors oder des Verlags und seiner Beauftragten für Personen-, Sach- und Vermögensschäden ist jedoch ausgeschlossen.

Diese Publikation präsentiert die Methode, die Meinungen und Vorstellungen des Autors. Sie soll Hilfreiches und Informatives zu den behandelten Themen „Ernährung", „Diät" und „Lebensstil" bieten. Sie ersetzt aber nicht die individuelle und ärztliche Beratung. Autor und Verleger des Buches erbringen keine medizinischen, gesundheitlichen oder persönlichen beziehungsweise fachlichen Leistungen. Bei Vorerkrankungen oder beim Auftreten von Komplikationen sollte der Leser in jedem Fall einen Arzt konsultieren, bevor Ratschläge aus diesem Buch (weiter) umgesetzt werden. Das Programm ist gegebenenfalls nach ärztlicher Weisung anzupassen oder abzubrechen.

Der Verlag weist ausdrücklich darauf hin, dass im Text enthaltene externe Links vom Verlag nur bis zum Zeitpunkt der Buchveröffentlichung eingesehen werden konnten. Auf spätere Veränderungen hat der Verlag keinerlei Einfluss. Eine Haftung für Links ist daher ausgeschlossen.

Dr. med. Carsten Lekutat

Die **Lekutat-** Methode

In kleinen Schritten zu gesunder Ernährung und zum Wunschgewicht

Food-Fotografie **Matthias Hoffmann** Rezepte **Bettina Matthaei**

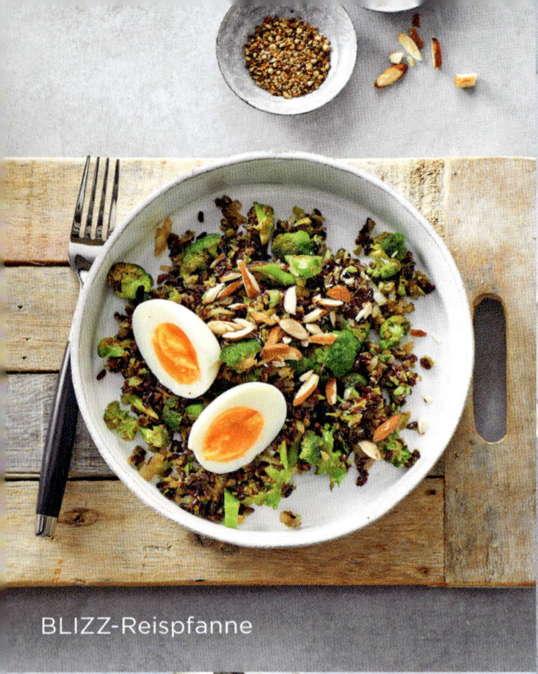

BLIZZ-Reispfanne

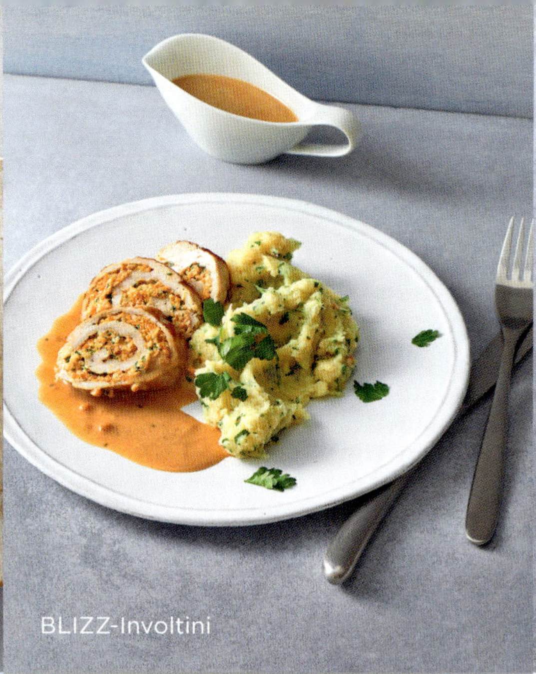

BLIZZ-Involtini

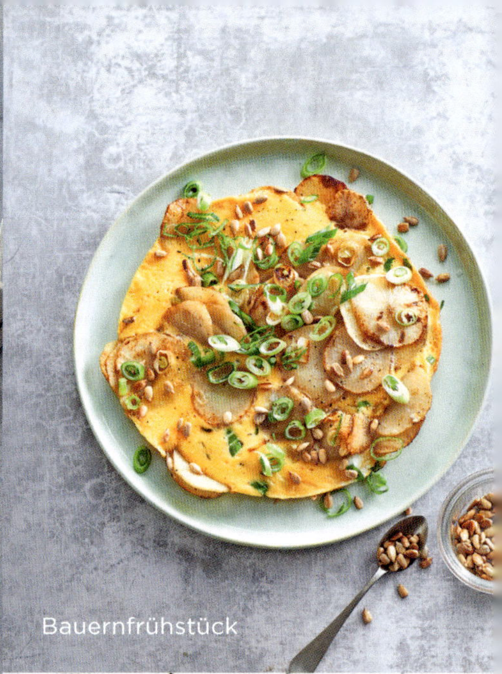

Bauernfrühstück

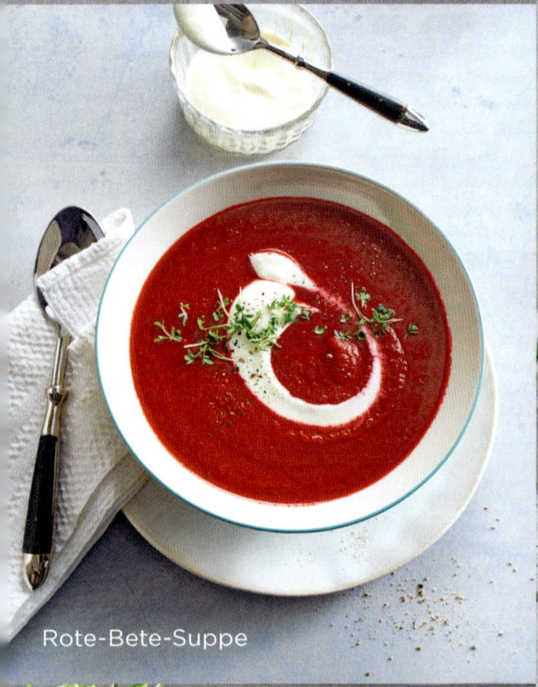

Rote-Bete-Suppe

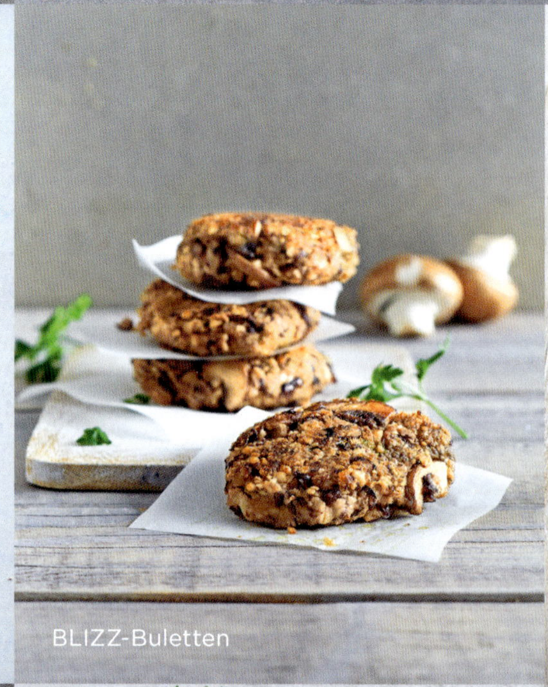

BLIZZ-Buletten

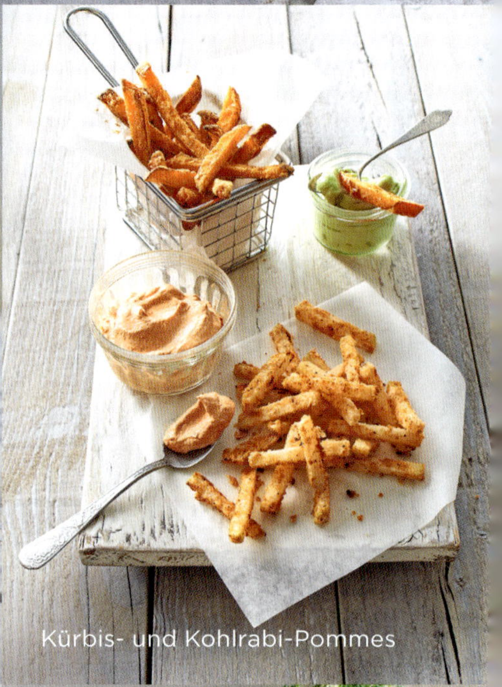

Kürbis- und Kohlrabi-Pommes

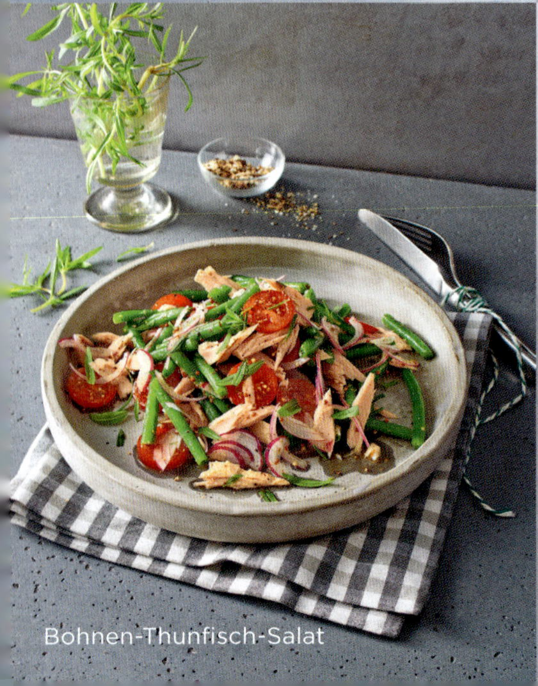

Bohnen-Thunfisch-Salat

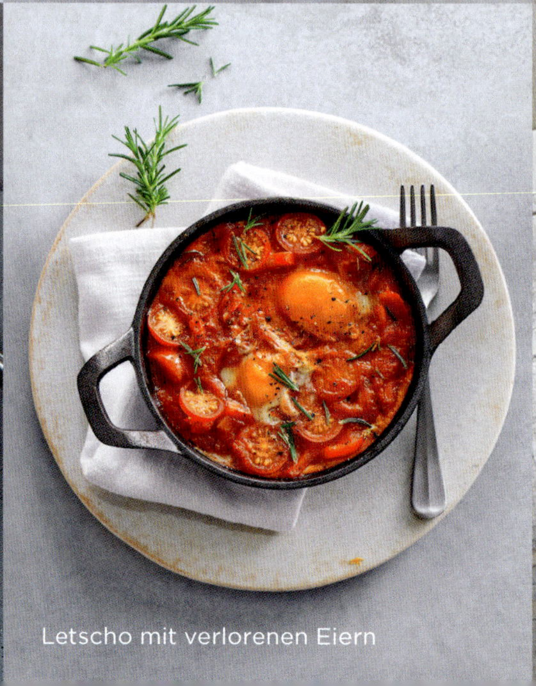

Letscho mit verlorenen Eiern

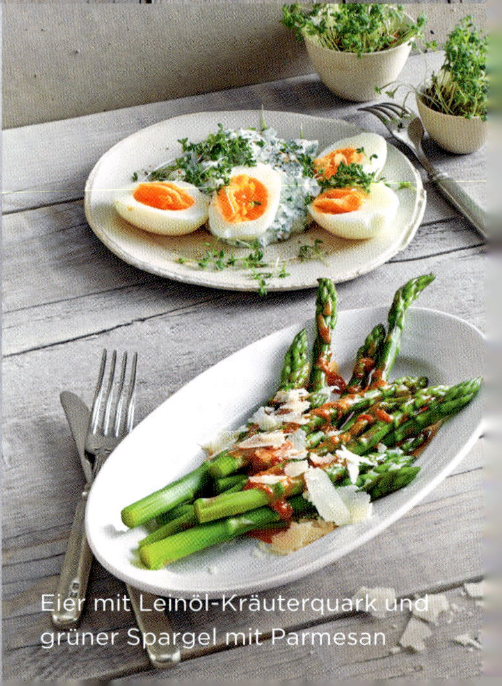

Eier mit Leinöl-Kräuterquark und grüner Spargel mit Parmesan

REZEPTE

Alle Rezepte sind glutenfrei und ohne raffinierten Zucker.

Warum Sie dieses Mal eine echte Chance haben

Ich möchte gleich zu Anfang des Buches Klartext mit Ihnen reden. Es gibt keinen Grund, Fakten zu schönen oder die Wahrheit zu vertuschen. Es gibt auch keinen Grund, Ihnen etwas vorzumachen: Ich war fett! Und wenn ich „fett" sage, dann meine ich nicht „dick" oder „moppelig", sondern „fett".

Im Nachhinein weiß ich auch nicht, wie das eigentlich passieren konnte. Eigentlich war ich über viele Jahre ein normalgewichtiger Mensch. Vielleicht ein wenig moppelig und wahrscheinlich auch nicht der Sportlichste. Wenn früher in der Schule die Sportteams gewählt wurden, war ich meistens der Letzte, der noch auf der Bank saß. Das Team, was mich dann gezwungenerweise nehmen musste, hätte vermutlich lieber mit einem Spieler weniger gespielt.

Dass ich als Letzter gewählt wurde, lag aber vor allem daran, dass ich eigentlich keine Lust auf Sport hatte und mich deshalb nicht wirklich anstrengte. Sehr übergewichtig war ich als Kind nicht.

Es gibt mehrere Momente im Leben, an denen wir Menschen häufig an Gewicht zunehmen. Bei Frauen ist es teilweise das erste Kind. Bei Männern der erste Job. Und so war es auch bei mir. Nachdem ich mein Studium beendet und mit der Arbeit begonnen hatte, habe ich unmerklich einige Kilos zugelegt. Mein Körper hatte mich damals nicht wirklich interessiert, ich hielt mich eher für den intellektuellen Arzt, der seinen Patienten helfen wollte. Ein Besuch im Fitnessstudio wäre da nicht angemessen gewesen und lag völlig außerhalb meiner Vorstellungskraft. Aber es blieb nicht bei den einigen wenigen Kilos auf meinen Hüften, es wurden immer mehr. Und bei ungefähr 1,70 Meter Körpergröße wog ich schließlich knapp 90 Kilogramm. Das war eindeutig zu viel!

Für mich stand damals also eine Entscheidung an: Möchte ich weiter so leben wie bisher und mich damit abfinden, dass ich ein schwerer Mensch bin? Oder möchte ich hin zu einer schlanken Figur?

Für mich war es damals nicht nur eine Frage der Ästhetik, sondern auch eine Frage der Gesundheit. In meinem Blut war deutlich zu erkennen, dass meine Leber langsam anfing, unter meinem Gewicht zu leiden. Die Leberwerte gingen nach oben und in einer Sonografie war eine Fettleber zu erkennen. Meine Cholesterinwerte erfreuten höchstens die Pharmaindustrie und mein Blutdruck benötigte Aufmerksamkeit, wenn ich nicht irgendwann einen Herzinfarkt riskieren wollte.

Nun hatte ich bereits viele Patienten in meiner Praxis betreut, die Übergewicht hatten und immer wieder versuchten, davon wegzukommen. Ich wusste also, wie schwer es ist, einen dauerhaften Gewichtsverlust zu erzielen, ja sogar normalgewichtig zu werden, wenn man einmal übergewichtig war. Und ich war besorgt, dass ich es selbst vielleicht nicht schaffen könnte. Aber zumindest musste ich es doch versuchen, oder?

Inzwischen habe ich mehr als 20 Kilo abgenommen und es geschafft, mein neues Gewicht über Jahre hinweg zu halten. Viele meiner Patienten haben das natürlich mitbekommen und mich darauf angesprochen und gefragt, wie ich das eigentlich gemacht habe. Anfänglich hatte ich darauf keine wirkliche Antwort, schließlich hatte ich nicht

Ich bezeichne mich heute gern als „trockenen Dicken".

„die eine Methode" verwendet, die mich von heute auf morgen abnehmen ließ. Es war vielmehr eine Vielzahl kleiner Veränderungen, die mich heute zu einem normalgewichtigen Menschen machen.

Eigentlich recht schade. Sehr gern hätte ich die eine Pille erfunden, die uns alle schlank macht. Ich würde dann wahrscheinlich in einem goldenen Palast mit Marmorfußboden irgendwo im Süden wohnen und mir die Sonne auf den schlanken Bauch scheinen lassen. Aber diese Pille gibt es leider nicht. Oder vielleicht sogar: Gott sei Dank! Obwohl ich Arzt bin, bin ich der Meinung, dass wir nicht alle unsere Probleme mit Medikamenten klären können und sollten. **Ein wenig Selbstverantwortung tut uns gut und wir sollten gerade die zentralen Bereiche des Lebens, wie Gesundheit und Wohlbefinden, nicht bedingungslos an Dritte abgeben.**

Nachdem mich aber immer mehr Patienten fragten, wie das mit meinem Gewichtsverlust funktioniert hat, habe ich mich hingesetzt und meine eigene Methode analysiert, die Methode, mit der ich selbst so viel Gewicht verloren habe und die mir vor allem erlaubt, mein neues Gewicht zu halten. Mit unzähligen Patienten habe ich diese Methode dann zusammen in meiner Praxis angewendet und freue mich über die Vielzahl der miteinander verlorenen Kilos und die wahrscheinlich große Zahl an gemeinsamen Lebensjahren, die wir dadurch gewinnen werden. Denn Übergewicht ist kein reines ästhetisches Problem, es ist ein großer Risikofaktor für unsere Gesundheit. Doch dazu später mehr.

Obwohl ich meine Methode regelmäßig mit meinen Patienten verwende, wäre ich nie auf den Gedanken gekommen, sie als „Lekutat-Methode" zu bezeichnen. Auf diese Idee ist mein Verlag gekommen. Ich habe nichts anderes getan, als meine persönlichen Erfahrungen mit Übergewicht, Ernährung und gesundem Gewichtsverlust zu strukturieren und zu einem auch für andere Menschen nutzbaren Paket zu schnüren. Aber wahrscheinlich braucht alles heutzutage einen Namen und so soll sie ruhig „Lekutat-Methode" heißen.

Nennen wir sie also „Lekutat-Methode" und schauen uns einmal an, was diese Methode so anders macht als herkömmliche Diäten. Zum einen handelt es sich im strengen Sinn nicht mal um eine Diät. Für mich hat eine Diät einen Anfang und ein Ende. Und nach diesem Ende ist man häufig wieder allein gelassen.

Das, was wir landläufig als Diät bezeichnen, nenne ich eher „Intervention", also eine zielgerichtete Veränderung, um etwas Bestimmtes zu erreichen. Aber diese Intervention muss Bestandteil eines größeren Plans sein. Auch die Aufdehnung einer Arterie während einer Herzkatheteruntersuchung ist eine Intervention. Die zugrunde liegende Herzerkrankung wird durch den eingesetzten Stent aber nicht geheilt.

Genauso ist das auch mit dem Übergewicht. Mit einer einzigen Diät ist das Problem nicht für immer verschwunden. Ich bezeichne mich heute gern als „trockenen Dicken", denn ich weiß: Wer einmal übergewichtig war, hat ein hohes Risiko, es wieder zu werden.

Natürlich besteht die Lekutat-Methode auch aus verschiedenen Interventionen – anders könnten wir nicht an Gewicht verlieren –, aber diese Interventionen sind nicht ihre Essenz. Die Hauptannahme der Lekutat-Methode ist, dass wir Menschen in der Lage sind, uns dauerhaft zu verändern. Aber damit diese Veränderung Bestand hat, sozusagen Teil eines neuen Lebens werden kann, müssen wir uns genau diese Veränderung leicht machen. Es nützt uns schließlich nichts, mit großer Gewalt eine einzige Intervention durchzuführen, um danach in alte Verhaltensmuster zurückzufallen. Und das ist genau das Problem, das normale Diäten mit sich bringen.

Wir alle kennen den oft beschriebenen Jo-Jo-Effekt, der dazu führt, dass nach Ende oder sogar bereits während einer Diät das Körpergewicht plötzlich wieder nach oben geht und man schließlich genauso dick wie vorher ist. Wenn man Glück hat. Teilweise ist man auch noch viel dicker als zuvor. Unter anderem ist dieser Jojo-Effekt dafür mitverantwortlich, dass Diäten gesundheitsschädlich sind. Und nicht nur das: **Jede durchgeführte Diät erhöht sogar unsere Sterbewahrscheinlichkeit.** Das klingt vielleicht paradox, aber obwohl wir versuchen, etwas richtig und gesund zu machen, haben wir zunächst ein erhöhtes Risiko, daran zu sterben.

Auf der anderen Seite ist ein normales Gewicht ein wichtiger Faktor für unsere Gesundheit und unsere Langlebigkeit und sollte daher unser Ziel sein. Wenn wir verschiedene Ernährungsformen miteinander vergleichen und betrachten, welche Form die gesündeste für uns Menschen ist, kommt bei wissenschaftlicher Betrachtung meistens heraus: Egal, Hauptsache die Energieaufnahme ist adäquat und es entsteht kein Übergewicht. Und wenn es um Langlebigkeit geht, meine ich nicht nur die absoluten Lebensjahre, die wir gewinnen können, sondern vor allem die aktiven Lebensjahre, die uns noch bevorstehen. **Weltreise statt Altersheim, das sollte unser Ziel sein.**

Eine Intervention aber mit Gewalt in unser Leben einzuführen, ohne einen Plan, wie es danach weitergehen soll, ist nicht sinnvoll. Daher besteht die Lekutat-Methode aus vielen kleinen Veränderungen. Aus Anpassungen in unserem Leben, die wir kaum merklich einführen können und die uns nicht körperlich oder seelisch stark wehtun. Wir sollen alle weiterleben können, Freude haben, Feste feiern, uns mit Freunden treffen dürfen, Essen genießen können, ohne dass uns ständig ein schlechtes Gewissen plagt. **Wir müssen es uns leicht machen, uns leicht zu machen.**

Auch wenn Sie die nächste Aussage vielleicht etwas enttäuscht, aber wir dürfen uns Zeit nehmen, unser Wunschgewicht zu erreichen. Unser Leben gleicht mehr einem Marathon als einem 100-Meter-Sprint. Das Gewicht, das Sie über viele Jahre hinweg aufgebaut haben, werden Sie nicht über Nacht wieder loswerden. Dieses Buch handelt nicht von „schlank in zehn Tagen“ und wird Ihnen vielleicht auch nicht die Bikinifigur für den nächsten Sommer bescheren. Aber – und das kann ich Ihnen versprechen – es wird Ihr Leben grundlegend verändern. Und vielleicht gehen diese Veränderungen sogar über ein Normalgewicht hinaus und machen Sie insgesamt gesünder, aktiver und zufriedener. Ich würde es mir wünschen.

Das mag jetzt alles nach übertriebenen Versprechungen klingen, nach überzogenem Marketing. Aber ganz ehrlich: Warum sollte ich das machen? Das Buch haben Sie ja schon gekauft. Es gibt keinen Grund, Ihnen leere Versprechungen zu machen. Ich spreche aus eigener Erfahrung. Denn wenn ich an mich zurückdenke, wie ich mich als übergewichtiger Mensch gefühlt habe und wie ich mich heute fühle, kann ich sagen: Es hat sich in allen

Wir benötigen keine Motivation, wir benötigen eine Strategie.

Bereichen gelohnt! Normalgewicht fühlt sich besser an als Übergewicht. Nicht lange zu überlegen, ob man die Treppe nehmen kann oder auf den Fahrstuhl warten muss, sich selbst die Schnürsenkel zuzubinden, ohne Luftnot zu bekommen, und sich im Kleidungsgeschäft zu trauen, sich mit der neuen Hose auch außerhalb der Umkleidekabine im Spiegel anzuschauen: Unbezahlbar!

Und vor allem kann ich sagen: Es war gar nicht mal so schwer, das Übergewicht loszuwerden. Im Gegenteil, es war sogar erstaunlich leicht – und über diesen Fakt grüble ich noch heute häufig nach. Ich habe mir viele Wochen Gedanken darüber gemacht, warum es mir persönlich eigentlich so leicht gefallen ist, mich von meinem Gewicht zu trennen, andere Menschen damit aber häufig hadern und ihre Probleme haben. Ich bin deshalb mit vielen meiner Patienten ins Gespräch gekommen, um zu analysieren, wo im Allgemeinen die Fallstricke lauern. Eine wesentliche Erkenntnis hat sich in mir festgesetzt: Die Motivation allein, abnehmen zu wollen, bringt uns überhaupt nicht weiter. Motivation haben wir alle. Aber wir benötigen keine Motivation, wir benötigen eine Strategie. Und diese Strategie muss tief in unserem Inneren verwurzelt sein. Doch dazu später mehr.

Vor Kurzem habe ich mit der Radiomoderatorin Nora Oschatz einen gemeinsamen Podcast gestartet. Falls Sie keinen Podcast kennen: Podcasts sind eine Art Radiosendung, die man auf dem Computer oder dem Smartphone abspielen kann, wann immer man möchte.

Nora ist übergewichtig und versucht ständig, mit Diäten ihr Gewicht zu reduzieren, ich bin der ehemals Dicke, der es erfolgreich geschafft hat. Wir sind ein prima Paar und haben uns viel zu erzählen. Wir haben unseren Podcast „Gute Fette, schlechte Fette" genannt, in Anspielung auf die Fette in unserer Ernährung, aber auch auf fette Menschen. In diesem wöchentlichen Podcast unterhalten wir uns auf humorvolle Art und Weise über unser Gewicht und unsere Bemühungen, ein gesundes Leben mit einer ausgewogenen Ernährung zu führen. Wir reden über Gesundheit, Nahrungsmittel, Übergewicht und alles, was damit zusammenhängt.

Was zunächst als lustige Idee begonnen hatte, um einmal in das Thema „Podcast" hineinzuschnuppern, hat uns innerhalb weniger Wochen nahezu die Beine weggehauen. Uns war am Anfang nicht klar, wie viele Menschen sich wirklich mit diesem Thema tagtäglich auseinandersetzen und Hilfe in unserem Podcast suchen. Unzählige Briefe und Nachrichten in den sozialen Medien lassen uns an dem Schicksal unserer Hörer teilhaben. Und ein Thema zieht sich wie ein roter Faden durch viele Kommentare unserer Hörer: **Die Kontrolle unseres Körpergewichts ist eine Lebensaufgabe und nicht die Aufgabe einer einzelnen Diät.** In dem Moment, in dem man feststellt, dass man mit seinem persönlichen Gewicht aus welchem Grund auch immer nicht zufrieden ist, beginnt eine Reise, die meistens nur einen Anfang, aber kein Ende hat. Und viele übergewichtige Hörer berichten genau wie Nora, dass sich eine große Zahl der Gedanken des Tages nur um Gewicht und Essen dreht. Die Beschäftigung mit dem eigenen Körpergewicht wird zum Lebensthema. Und auch ich als ehemaliger und zur Zeit trockener Dicker kann sagen: Das Thema „Gewicht" bleibt für immer Bestandteil des Lebens, wenn man mal übergewichtig war.

Aber das ängstigt mich nicht. Vielleicht sogar im Gegenteil: Es erinnert mich daran, dass ich selbst für mich, meinen Körper, meine Gesundheit und mein Wohlbefinden verantwortlich bin. Daran, dass alles, was ich tue, eine Auswirkung auf mein Leben hat. Und dass ich es mir wert bin, selbst auf mich aufzupassen und für mich zu kämpfen. Dass

Sie dürfen die Methode gern in Ihrem Kopf umbenennen, wichtig ist nur, dass Sie dranbleiben.

ich in der Lage bin, nicht allen Verlockungen des Lebens, des Alltags nachgeben zu müssen, sondern stark genug bin, auch einmal unangenehme Dinge zuzulassen.

Vielleicht ist es wirklich Zeit für einen anderen Blick auf die Gewichtskontrolle, als die typischen Diäten uns vormachen wollen. Vielleicht ist es Zeit für eine Methode der kleinen Schritte. Vielleicht ist es wirklich Zeit für die Lekutat-Methode.

Dieses Buch führt Sie in die Grundprinzipien der Lekutat-Methode ein und soll gleichzeitig ein Buch voller Genuss sein. Wir haben es in zwei Bereiche unterteilt. Der erste Teil beschäftigt sich ein wenig mit der Theorie hinter der Methode und erklärt, warum der Weg der kleinen Schritte meines Erachtens der einzige ist, der eine lebenslange Gewichtskontrolle ermöglichen kann. Egal, ob Sie schwer übergewichtig sind, nur einige Pfunde zu viel auf den Rippen haben oder vielleicht sogar normalgewichtig sind: Die Lekutat-Methode ist eine Methode voller Genuss und mit erreichbaren Anstrengungen.

Der zweite Teil ist eigentlich ein Kochbuch. Aber es ist kein normales Kochbuch, sondern eher ein Bastelbuch. Sie können sich aus dem zweiten Teil Ihre Ernährung wie bei einem Baukasten zusammenstellen. Unsere Rezepte sind dazu geeignet, Ihre herkömmlichen Gerichte durch vielleicht gesündere Varianten zu ersetzen. Mithilfe unserer Ernährungstipps können Sie Schritt für Schritt kalorienreiche und nährstoffarme Mahlzeiten durch kalorienarme und nährstoffreiche Speisen ersetzen. Im schlechtesten Fall bemerken Sie nicht mal die Veränderung der Ernährung, im günstigsten Fall werden Sie von unseren Gerichten verzaubert sein. Auf jeden Fall gewinnen Sie aber die Kontrolle über Ihr Essen zurück.

Ich würde mich freuen, wenn Sie die Lekutat-Methode von nun an den Rest Ihres Lebens begleiten würde. Obwohl es mir fast ein wenig leid tut, dass Sie jetzt ständig an mich und meinen Namen denken müssen. Aber Sie dürfen die Methode gern in Ihrem Kopf umbenennen, wichtig ist nur, dass Sie dranbleiben, dran an einem gesunden Lebensstil. Auch dann, wenn Sie später mal wie ich ein trockener Dicker sind.

Und wenn Sie das Buch ausgelesen haben und alle Gerichte auswendig kochen können, würde ich mich freuen, wenn ich Sie weiter begleiten dürfte. Auf www.lekutat-methode.de finden Sie weitere Informationen und Menschen, die ein gemeinsames Ziel haben: ein gesundes und selbstbestimmtes Leben.

Noch etwas: Bevor Sie in Ihrem Leben etwas verändern, sollten Sie zunächst natürlich mit Ihrem Hausarzt darüber sprechen. Es gibt einige Erkrankungen, bei denen eine Veränderung des Lebensstils oder der Ernährung nicht sinnvoll ist oder mit Gefahren einhergeht. Gerade wenn Sie an chronischen Erkrankungen wie Diabetes mellitus, anderen Stoffwechselerkrankungen, Gefäßerkrankungen oder psychischen Störungen leiden, sollten Sie die Lekutat-Methode nur unter Begleitung Ihres Arztes durchführen.

Aber nun lassen Sie uns eintauchen und damit beginnen, Ihr Leben zu verändern. Heute.

Egal, wie schwer: Abnehmen ist zunächst mal eine Rechenaufgabe

Hand aufs Herz! Wie lange haben Sie benötigt, um zuzunehmen und Ihr heutiges Gewicht zu erreichen? Haben Sie tatsächlich innerhalb von vier Wochen 10 Kilo Speck auf Ihren Hüften angelagert? War der eine Abend am All-You-Can-Eat-Buffet wirklich ausschlaggebend für Ihr heutiges Übergewicht? Sicherlich nicht.

Wenn es bei Ihnen ähnlich wie bei mir war, hat sich das Übergewicht langsam in Ihr Leben geschlichen. Stück für Stück, Kilogramm für Kilogramm, fast unmerklich. Eines Tages mussten Sie vielleicht den Gürtel ein Loch weiter stellen, aber „kein Problem", dachten Sie, „vielleicht ist das ja nur Wasser, das ich eingelagert habe. Das ist nächste Woche bestimmt wieder verschwunden". Aber nein, es war kein Wasser und der Gürtel blieb natürlich in dem weiten Loch. Die Hose fühlte sich so auch gar nicht mehr so eng an, denn man gewöhnt sich schnell an das weitere Loch und das Leben konnte weitergehen.

Weihnachten! Gab es da nicht den Spruch, dass es egal ist, was man zwischen Weihnachten und Neujahr isst? Es zählt schließlich nur, was man zwischen Neujahr und Weihnachten isst? Haha! Und Weihnachten ist ja auch nur einmal im Jahr, also kein Problem, wenn man dann etwas mehr zu sich nimmt. Die 2 Kilo, die man im Januar drauf hat, hat man im März bestimmt wieder runter, oder nicht?

Okay, ich kann nur von mir sprechen, aber bei mir sind die 2 Kilo auch zu Ostern noch drauf gewesen. Und die paar Schokoladeneier, die dann folgten, waren nun auch nicht so schlimm. **Egal, welche Pläne ich gemacht hatte: Mein Leben kam immer dazwischen.**

Wenn ich mir den typischen Gewichtsverlauf meiner übergewichtigen Patienten über Jahre hinweg anschaue, sehe ich häufig ein leicht schwingendes Wellenmuster. Nach längeren Phasen der Gewichtszunahme folgt eine kurze Phase des Gewichtsverlusts. Diese gleicht allerdings nicht die vorangegangene Zunahmephase aus, sodass im Laufe der Jahre im Mittel eine stetige Gewichtszunahme folgt. Und dieses Schwingen passiert, wenn man die Patienten fragt, tatsächlich nahezu unmerklich. Nur Meilensteine der Gewichtsentwicklung werden bewusst wahrgenommen. 5 Kilogramm mehr auf der Waage, 10 Kilogramm mehr auf der Waage, das erste Mal 80 Kilo gewogen ... All diese Meilensteine führen dann zu einem schlechten Gewissen und einer kurzfristigen Veränderung des Lebensstils. Aber leider bleibt diese Motivation nicht auf Dauer und die schwingende Gewichtszunahme setzt sich fort.

Wenn wir allerdings Jahre benötigt haben, um unser Gewicht aufzubauen, weshalb glauben wir immer wieder, dass es uns gelingen würde, in kürzester Zeit abzuspecken? Wieso fallen wir immer wieder auf Crashdiäten rein, die uns ein Wunschgewicht innerhalb weniger Wochen versprechen? Und wieso denken wir, dass, wenn wir nur ein Lebensmittel weglassen würden oder ein anderes hinzufügen, die Gewichtskontrolle plötzlich ein Kinderspiel wäre? Ananasdiät? Versucht. Avocadodiät? Versucht. Hollywood, Low Carb, Kalorienzählen, eine Grapefruit am Morgen,

Eiweißpulver, Kohlsuppe ... Alles versucht. Wurde ich davon schlank? Nein!

Hier kommt die schlechte Nachricht – gleich zu Anfang des Buches: Gewichtskontrolle ist eine Lebensaufgabe und nicht die Aufgabe von Diäten! Wenn Sie nicht zufällig zu den wenigen Menschen gehören, die essen können, was sie wollen, ohne ein Gramm Fett zuzulegen, dann werden Sie mit einer einzigen Diät nicht dauerhaft Ihr Wunschgewicht halten können.

Und jetzt kommt es noch schlimmer: Der Gewichtsverlust, also das Abnehmen, ist nur der Anfang. Die wirkliche Aufgabe beginnt mit dem Halten des neuen Gewichts. Wenn ich meinen eigenen Gewichtsverlust Revue passieren lasse, merke ich, dass die eigentliche Phase des Abnehmens nicht das wirkliche Problem war. Schwierig hingegen ist das Halten des neuen Gewichts über die Jahre hinweg. Es gibt sogar wissenschaftliche Hinweise darauf, dass Menschen, die einmal übergewichtig waren, nach einer Normalisierung des Gewichts einen lebenslang verminderten Bedarf an Kalorien haben, verglichen mit Menschen, die niemals übergewichtig waren. Es scheint so, als würde der Körper verzweifelt versuchen, das alte Übergewicht wiederzuerlangen. Ich sehe daher Übergewicht als eine chronische Erkrankung an, die wir anscheinend noch nicht heilen können. Auch ehemals Dicke leiden darunter – lebenslang. Ich weiß, dass die Neigung zu Übergewicht weiter in mir schlummert.

Jetzt kommt aber die gute Nachricht: Ein Gewichtsverlust ist möglich! Und in den meisten Fällen ist er auch gar nicht mal so schwer, man muss sich nur Zeit dafür nehmen und einige Tricks kennen. Es ist wichtig zu wissen, dass der Stoffwechsel von uns Menschen sehr individuell ist. Diäthinweise, die eine einzige Lösung für alle propagieren, können nur falsch sein.

Wir könnten uns dem Problem zunächst mal mithilfe der Mathematik nähern. Fakt ist: Ungefähr 7.000 kcal entsprechen 1 kg Fett. Wenn ich also 7.000 kcal zu mir nehme und diese nicht verbrenne, werde ich nach einiger Zeit 1 kg mehr Körpergewicht auf die Waage bringen.

Ein Gewichtsverlust wäre nach dieser Rechnung also recht einfach: Pro Woche müssten wir lediglich 7.000 kcal sparen und würden dadurch 1 kg pro Woche abnehmen. 7.000 kcal pro Woche bedeutet 1.000 kcal pro Tag weniger. Eine Frau im mittleren Lebensalter hat einen täglichen Kalorienbedarf von ungefähr 1.800 kcal, ein Mann von etwa 2.200 kcal. Nehmen wir eine Frau als Beispiel: Wenn wir es also schaffen würden, jeden Tag nicht mehr als 800 kcal zu essen, würden wir unweigerlich 1 kg Körpergewicht pro Woche verlieren. Das sind 4 kg pro Monat und ungefähr 50 kg pro Jahr. Mit dieser Methode schafft es jeder Übergewichtige zu seinem Wunschgewicht.

Ach, wenn es doch so einfach wäre! Die oben geschilderte Methode der Gewichtsreduktion nennt sich in der Wissenschaft „Cico“, eine Abkürzung für „Calories in, Calories out“, also „Kalorien rein, Kalorien raus“. Wie durch einen Buchhalter wird hier eine Nahrungsbilanz erstellt und die Cico-Theorie geht davon aus, dass der Körper so

Die aufgedruckte Kalorienzahl auf der Tüte im Supermarkt ist allenfalls ein Anhaltspunkt dafür, wie viel Energie in einer Speise vorhanden ist. Sie spiegelt aber nicht die wirkliche Realität in unserem Körper wider.

zuverlässig wie eine Maschine funktioniert. Aber die Biologie macht es uns leider nicht ganz so einfach, wie dieses Modell suggeriert.

In Wirklichkeit müssen wir nämlich mit vielen unbekannten Variablen rechnen. Zum einen ist uns in der Regel nicht wirklich bekannt, wie viele Kalorien in den von uns gegessenen Lebensmitteln stecken. Auf den Tüten und Verpackungen der Nahrungsmittel sind zwar die Nährwertangaben aufgedruckt, allerdings treffen diese eher für Laborbedingungen als für unsere Lebensrealität zu. Wenn ein Lebensmittel zum Beispiel 500 kcal pro 100 g enthält, heißt es noch lange nicht, dass diese Kalorien auch bei uns im Körper ankommen. Mit dem Lebensmittel passiert nämlich einiges in unserem Körper, ehe sich die Kalorien als Fettpolster festsetzen dürfen.

Die Verdauung beginnt bereits im Mund und hier wird die Nahrung mehr oder weniger stark gekaut. Gut und ausgiebig zu kauen hilft uns zwar, langsamer zu essen und daher wahrscheinlich am Ende einer Mahlzeit weniger gegessen zu haben, führt aber dazu, dass die eingeschlossenen Nährstoffe inklusive der eingeschlossenen Kalorien besser aufgenommen werden können. Das soll jetzt keinesfalls ein Ratschlag sein, weniger zu kauen, um Kalorien zu sparen. Ich möchte allerdings deutlich machen, dass bereits im Mund der individuelle Stoffwechsel des Menschen beginnt. Und Menschen, die wenig kauen, haben eine andere Energieausbeute als Menschen, die ausgiebig kauen.

Nach dem Herunterschlucken der Nahrung geht die Verdauung im Magen-Darm-Trakt weiter. Hier treffen unterschiedliche Faktoren auf den Nahrungsbrei: die Menge der Magensäure, die Geschwindigkeit des Transports durch den Magen-Darm-Trakt, die Anzahl und Diversität unserer Darmbakterien, des sogenannten Mikrobioms.

Auch nachdem die Nährstoffe einmal im Blut angekommen sind, spielen viele kleine Stoffwechselwege eine Rolle bei der Verwertung der Nährstoffe und der zugeführten Energie – ganz individuell und bei jedem Menschen unterschiedlich. Das Hormon Insulin spielt hier eine ganz wesentliche Rolle, wie wir später noch erfahren werden. Zum jetzigen Zeitpunkt sollten wir uns nur merken, dass die aufgedruckte Kalorienzahl auf der Tüte im Supermarkt allenfalls ein Anhaltspunkt dafür ist, wie viel Energie in einer Speise vorhanden ist. Sie spiegelt aber nicht die wirkliche Realität in unserem Körper wider.

Die Kalorienaufnahme ist nicht nur von Mensch zu Mensch unterschiedlich, sondern hängt auch stark von der Art und Weise des jeweiligen Lebensmittels ab. **Grob kann man sagen, dass Lebensmittel, die in ihrer natürlichen Form belassen wurden, unserem Körper weniger Energie zuführen als durch die Industrie bereits verarbeitete Lebensmittel.** Gerade Nahrungsbestandteile, die noch in einer natürlichen Matrix vorliegen, zum Beispiel ungeschältes Obst oder Gemüse, Nüsse oder Samen, werden nicht so schnell zu einer Gewichtszunahme führen wie prozessierte und verarbeitete Lebensmittel, zum Beispiel Eiscreme oder Kuchen. Es gibt wissenschaftliche Hinweise darauf, dass die Kalorien in Nüssen fast nur zur Hälfte von uns

Wie viel Energie ein Mensch im Laufe des Tages bei unterschiedlichen Aktivitäten „verbrennt", ist von vielen einzelnen, sehr individuellen Faktoren abhängig.

aufgenommen werden, der Rest wird als Ballaststoff auf natürlichem Weg wieder ausgeschieden. Bei einem Nusskuchen ist das sicherlich anders.

Bei der Cico-Methode ist die Aufnahme der Kalorien allerdings nur eine Seite der Medaille. Man betrachtet neben der Aufnahme („Kalorien rein") auch die Verwertung („Kalorien raus") der Energie, was wir landläufig als „Verbrennen" bezeichnen. Wie viel Energie ein Mensch allerdings im Laufe des Tages bei unterschiedlichen Aktivitäten „verbrennt", ist wiederum von vielen einzelnen, sehr individuellen Faktoren abhängig. Ich persönlich bin mit 1,71 Metern recht klein und habe, muss ich zugeben, leider recht wenige Muskeln. Diese Faktoren unterstützen mich zwar bei meiner Lieblingssportart, dem Langstreckenlauf, sind aber beim Verbrennen von Kalorien sehr hinderlich. Ich kann buchstäblich stundenlang herumrennen, ohne nennenswert an Gewicht zu verlieren. Das ist für einen Marathon toll, allerdings für eine Diät schlecht. Häufig mache ich mir den Spaß und überlege, wie weit ich mit dem einen oder anderen Lebensmittel als Treibstoff kommen würde. Ich bin dann immer wieder fasziniert, wie ökonomisch unser Körper eigentlich funktioniert.

Ein Cheeseburger enthält ungefähr 250 kcal, eine Portion Pommes immerhin über 400 kcal. Esse ich also ein Cheeseburger-Menü mit Pommes und Milchshake, habe ich etwa 1.000 kcal verzehrt. Ich persönlich verbrauche circa 650 kcal bei einem 10-km-Lauf, kann daher mehr als 15 km mit der Energie von einem Cheeseburger-Menü rennen. Diese Zahl ist natürlich unter anderem abhängig von der Laufgeschwindigkeit, dem Wetter, der Luftfeuchtigkeit, der Bodenbeschaffenheit und meinem Trainingszustand. Sie zeigt aber sehr eindrücklich, dass man schon wahnsinnig lange laufen und sich ziemlich stark anstrengen muss, um einmal aufgenommene Kalorien wieder zu verbrennen. Und ganz ehrlich: Ein Cheeseburger-Menü esse ich deutlich schneller und entspannter, als ich 15 km renne. Generell überschätzen wir den Effekt eines körperlichen Trainings und unterschätzen die Menge der Kalorien in unseren Lebensmitteln.

Bleiben wir mal bei der Cico-Methode und dem Beispiel einer Frau im mittleren Lebensalter. Bei einem täglichen Kalorienbedarf von 1.800 kcal und einem „Diät-Kalorienbedarf" von 800 kcal pro Tag müsste unsere Beispielsfrau also 15 km pro Tag joggen, um Gewicht zu reduzieren, wenn sie weiterhin 1.800 kcal pro Tag essen möchte. Für einen halbwegs ambitionierten Läufer bedeutet das mindestens anderthalb Stunden Sport pro Tag, sieben Tage die Woche, 365 Tage im Jahr. Und das Ganze, ohne durch den vermehrten Sport Hunger zu bekommen, der eine verminderte Energie von 800 kcal pro Tag unmöglich machen würde. Wer von Ihnen hat schon mal versucht, mit 800 kcal pro Tag auszukommen? Es ist eine Qual!

Gut, mögen Sie nun sagen, ich muss ja auch nicht 1 kg pro Woche abnehmen, mir reichen 500 g pro Woche. Dann muss ich ja nicht 1.000 kcal täglich einsparen, sondern nur 500 kcal, und schon sieht die Welt anders aus. Ich muss dann auch nicht täglich 15 km rennen, sondern nur 7,5 km. Oder ich renne noch weniger und spare einfach mehr

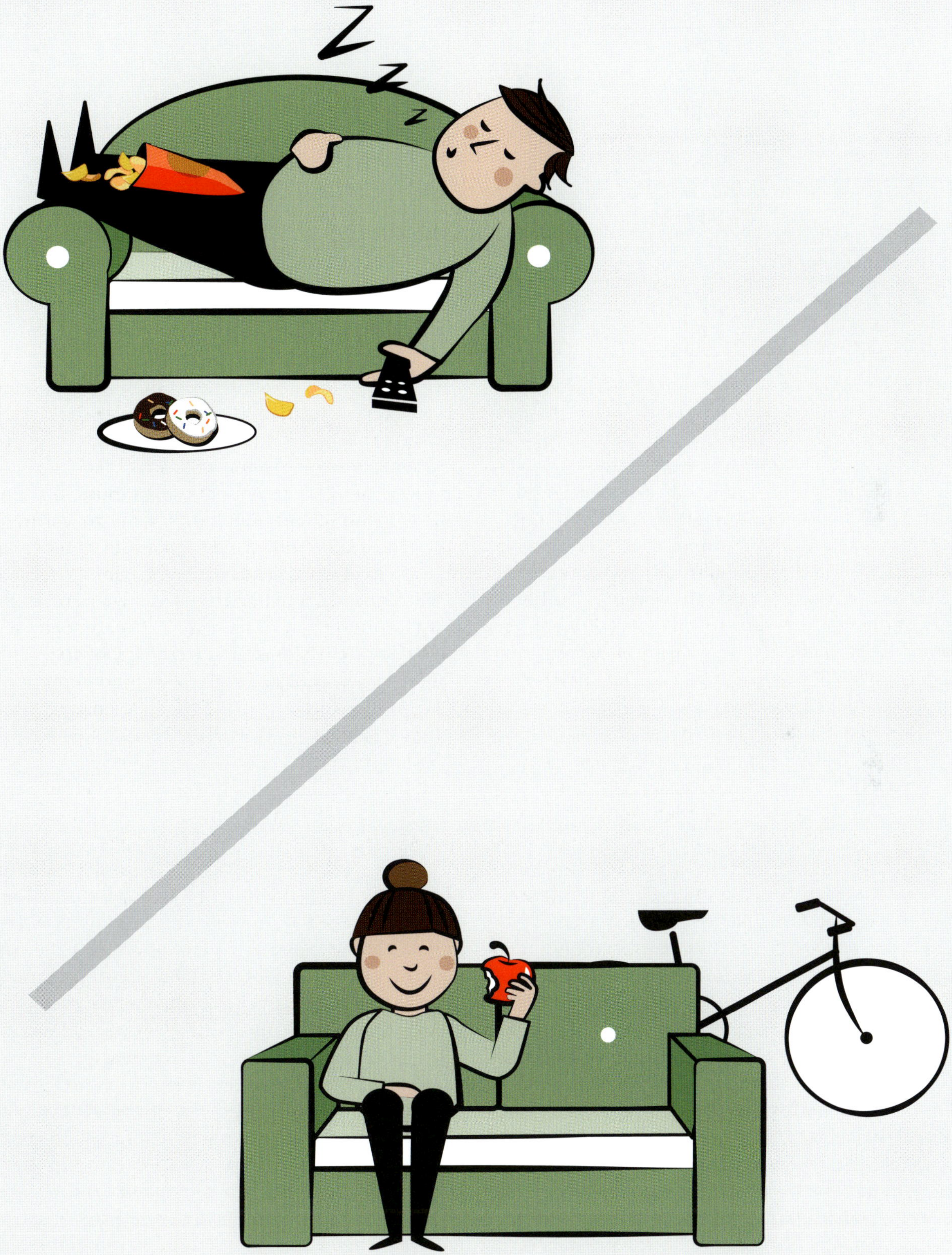
ZZZ

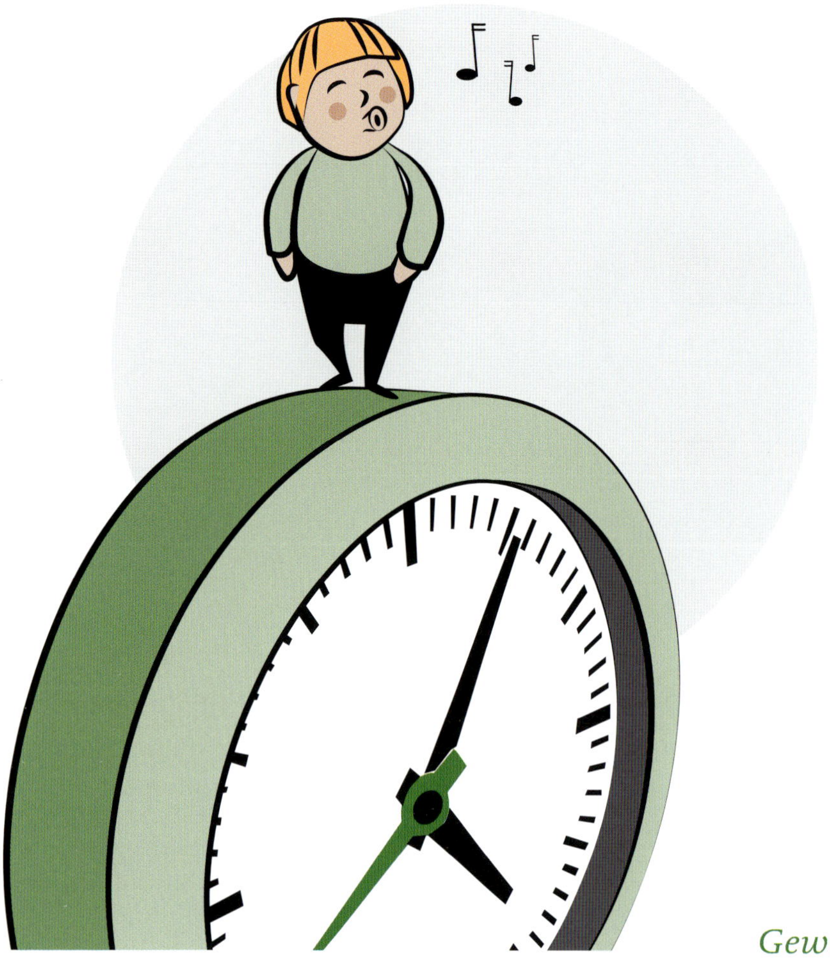

Genauso langsam, wie sich das Gewicht auf Ihre Hüften geschlichen hat, sollten Sie es wieder abbauen. Nehmen Sie sich Zeit!

Energie beim Essen ein. Oder ich akzeptiere, dass mein Gewicht noch langsamer heruntergeht, und spare täglich nur 200 kcal ein. Dann muss ich noch weniger laufen, muss mich dafür beim Essen aber weniger bescheiden.

Soll ich Ihnen etwas sagen? Sie haben recht! Und mit diesem Gedanken haben Sie eigentlich schon das Geheimnis eines erfolgreichen Gewichtsverlusts gelüftet. Genauso langsam, wie sich das Gewicht auf Ihre Hüften geschlichen hat, sollten Sie es wieder abbauen. Nehmen Sie sich Zeit! Aller Voraussicht nach werden Sie es nicht schaffen, von jetzt auf gleich Ihr Leben komplett um 180 Grad zu drehen. Wenn Sie nur wenig Sport im Leben gemacht haben, werden Sie nicht nächste Woche einen Marathon laufen. Wenn Sie sich an eine energiereiche und nährstoffarme Ernährungsform gewöhnt haben, werden Sie nicht innerhalb weniger Tage zum Vorzeigevegetarier. Auch wenn man zu Beginn einer Ernährungsumstellung hochmotiviert ist: Es geht nicht um den Anfangssprint, sondern ums Durchhalten. Über Tage, Wochen, Monate und – ich muss es sagen – Jahre.

Und wenn Sie nach einiger Zeit Ihr Zielgewicht erreicht haben werden, und es ist wirklich nur eine Frage der Zeit und des Durchhaltens, geht die richtige Aufgabe erst los: das Halten Ihres Gewichts bis zum Lebensende. Aber wenn Sie alle Tipps und Tricks dieses Buches befolgen, werden Sie rückblickend sagen: „Das Abnehmen war einfach. Ich weiß gar nicht, warum ich nicht viel früher damit angefangen habe."

Planen Sie das vermeintlich Unmögliche

Halten wir bis hierhin kurz fest: Zum einen wissen wir wenig über die Kalorien, die wir jeden Tag aufnehmen. Die Angaben auf den Verpackungen der Lebensmittel oder in den Nährwerttabellen sind unzuverlässig, sobald die Lebensmittel in unseren Körper gelangen. Zum anderen haben wir keine genaue Vorstellung davon, wie viele Kalorien wir am Tag verbrauchen. Zu unterschiedlich sind unsere Körper und unsere Stoffwechsel, zu unterschiedlich unsere Tage und zu vielfältig die Umwelteinflüsse, als dass wir wirklich genau wüssten, wie viel Energie wir täglich verbrennen.

Wie also sollen wir die scheinbar einfache Aufgabe einer verminderten Kalorienzufuhr lösen? Was ist eigentlich eine verminderte Kalorienzufuhr? Und wie viel Kalorien benötige ich persönlich pro Tag, um ein konstantes Gewicht zu halten?

Viele Tabellen und Rechner im Internet scheinen hier Hilfestellung zu geben. Der typische Energieverbrauch pro Tag, aufgeteilt in Alter und Geschlecht, ist nur eine Google-Suche entfernt. Aber wie schon besprochen, liefern diese Zahlen nur eine grobe Vorstellung davon, was im wirklichen Leben mit uns passiert.

Allerdings gibt es ein medizinisches Gerät, mit dem man ziemlich genau die Wirkung der Kalorienzufuhr auf das Gewicht über die Zeit messen kann. Dieses Instrument ist relativ preiswert und selbst von Laien zuverlässig zu bedienen. Darüber hinaus findet man es nicht nur in Krankenhäusern, Arztpraxen und Apotheken, sondern kann es sich für den Hausgebrauch im Internet oder in herkömmlichen Läden kaufen: eine Waage!

In der Tat bin ich der Meinung, dass ein regelmäßiges Wiegen die einzige verlässliche Möglichkeit ist, das Gewicht zu kontrollieren. Denn wenn wir schon nicht wissen, was wir zuführen oder verbrauchen, gibt es nur eine verwendbare Messgröße, die uns anzeigt, ob wir uns unserem Ziel nähern oder uns von ihm entfernen. Und wenn unser Ziel das Körpergewicht ist, müssen wir das Körpergewicht messen – frei nach dem Motto: Wenn ich mein Ziel nicht kenne, weiß ich nicht, ob ich mich ihm nähere.

Ich bin der Meinung, dass eine tägliche Gewichtsmessung sinnvoll ist. Viele Experten sehen das anders und propagieren seltenere Messungen, zum Beispiel einmal wöchentlich. Meiner Meinung nach ist das allerdings zu selten. Natürlich spielen Tagesschwankungen eine große Rolle beim Gewichtsverlauf. Und wenn ich innerhalb eines Tages 500 g zugenommen habe, wird das sicherlich kein Fettgewebe sein, sondern eher Wassereinlagerungen oder nicht ausgeschiedener Stuhlgang. Allerdings halte ich uns alle für schlau genug, solche Schwankungen richtig zu deuten und weder in Panik zu verfallen, wenn das Gewicht leicht angestiegen ist, noch eine euphorische Party zu feiern, falls das Gewicht 200 g heruntergegangen ist. Die häufig propagierte wöchentliche Gewichtsmessung empfinde ich allerdings als zu selten. Zu viel kann in einer Woche passieren und das Gegensteuern wird umso schwieriger, je mehr Zeit vergangen ist.

Unser Körper hat eine wesentliche Aufgabe: sein eigenes Überleben zu sichern. Das tut er unter anderem über eine Vielzahl von Regelkreisen, die

Es wäre furchtbar, wenn die tägliche Kalorienaufnahme eine direkte Auswirkung auf das Körpergewicht hätte. Ein Überleben wäre damit kaum möglich.

aufeinander abgestimmt sind. Wenn wir zum Beispiel einen Tag weniger essen als am Vortag, wird unser Körper seinen Stoffwechsel etwas anpassen, um nicht gleich an Gewicht zu verlieren. Es wäre furchtbar, wenn die tägliche Kalorienaufnahme eine direkte Auswirkung auf das Körpergewicht hätte. Ein Überleben wäre damit kaum möglich. Unser Körper dämpft daher Gewichtsschwankungen ab, indem er seine Stoffwechselleistung der Energiezufuhr und dem -verbrauch anpasst. Das Ganze geschieht unbewusst und ohne unser Zutun. Diese lebensnotwendigen Anpassungsvorgänge führen aber dazu, dass sich Änderungen der Ernährung erst deutlich verzögert auf das Körpergewicht auswirken.

Jeder, der schon mal eine Diät gemacht hat, kennt dieses Phänomen: Die Ernährung wird gemäß einem vorgegebenen Plan angepasst und meistens nimmt man in der Tat bereits nach einer kurzen Zeit etwas ab. Dieser Gewichtsverlust ist aber in der Regel kein wirklicher Fettverlust, sondern eine Verschiebung im Wasserhaushalt aufgrund der angepassten Ernährung. Nach der initialen Phase der Abnahme kommt es dann zu einer Stagnation. Das Gewicht geht nicht weiter runter. Viele Menschen verlieren nun die Lust an dieser Diät und brechen sie ab. Das Gewicht steigt an, häufig noch über das ursprüngliche Körpergewicht hinaus. Der Jo-Jo-Effekt hat zugeschlagen.

Wahrscheinlich hätte diese imaginäre Form der Diät sogar zu einem Gewichtsverlust geführt, hätte man sie weiterhin konsequent durchgehalten. Allerdings führte die zeitliche Verzögerung zwischen Änderung der Ernährungsform und Auftreten des Gewichtsverlusts zu einem Motivationsverlust. Die lebensnotwendige Anpassung der Regelkreise im Körper verhinderte die Wirkung der Ernährungsumstellung.

Wenn wir uns nur einmal in der Woche wiegen, machen wir uns zwar wegen der täglichen Gewichtsschwankungen nicht zu nervös, haben allerdings auch deutlich mehr Schwierigkeiten, diese Verzögerungen adäquat abzufangen. Meinen Patienten empfehle ich deshalb ein tägliches Wiegen, trotzdem aber, bei kleinen Änderungen cool zu bleiben. Man darf sich zwar über kleine Abwärtsbewegungen freuen, sollte aber wegen ebenso kleiner Gewichtsanstiege nicht nervös werden. Dennoch sind Anstiege über mehrere Tage ein deutliches Zeichen, dass der Gewichtsverlust zurzeit nicht funktioniert. „The trend is your friend" – der Trend ist dein Freund.

Es ist auf jeden Fall einfacher, am heutigen Tag kleine Veränderungen vorzunehmen, um den Schwankungen des Gewichts entgegenzusteuern, als mit großen Gewaltaktionen erst eine Woche später auf die Katastrophe zu reagieren.

Beginnen wir also mit Ihrem persönlichen Gewichtsverlust. Zunächst sollten Sie sich Gedanken über Ihr Zielgewicht machen.

Der BMI, also der Body-Mass-Index, ist hier immer noch eine wertvolle Orientierungshilfe. Natürlich ist auch mir bewusst, dass bei einigen Personengruppen der BMI nicht hilfreich ist. So finden wir selten einen muskelbepackten Bodybuilder, der laut BMI nicht übergewichtig wäre, obwohl er einfach nur gut trainiert ist. Sein hoher BMI kommt von den gewachsenen Muskeln. Aber in der Regel sind wir keine Bodybuilder und der BMI ist im Alltag durchaus verwendbar.

Noch mal kurz zur Erinnerung – der BMI berechnet sich wie folgt:

BMI = Körpergewicht (kg) : Körpergröße (m)²
Die Einheit des BMI ist demnach kg/m².

Ab 19 Jahren gültig		
	BMI männlich	**BMI weiblich**
Untergewicht	unter 20	unter 19
Normalgewicht	20–25	19–24
Übergewicht	26–30	25–30
Adipositas	31–40	31–40
starke Adipositas	größer 40	größer 40

Quelle: www.bmi-rechner.net/bmi-tabelle.htm

Mithilfe dieses Werts können Sie feststellen, ob Sie im Groben übergewichtig oder normalgewichtig sind. Aber der BMI kann mehr: Sie können mit seiner Hilfe auch Ihr ungefähres Zielgewicht bestimmen. Bei dieser Rechnung hilft es, dass ein BMI von 24 gerade noch einem Normalgewicht entspricht.

In letzter Zeit gab es in der Presse einige Hinweise, dass ein höherer BMI und damit ein höheres Gewicht gegebenenfalls Vorteile für unsere Gesundheit versprechen, ganz zur Freude aller Übergewichtigen. Aber was sich vielleicht in den Medien gut verkauft, muss deshalb noch lange nicht wahr sein.

Schaut man sich die wissenschaftlichen Untersuchungen etwas näher an, stellt man fest, dass es bezüglich der gesundheitlichen Auswirkungen des Körpergewichts einen wahrscheinlich optimalen Bereich gibt. Auf der einen Seite steigt die Sterblichkeit bei zunehmendem Übergewicht ab einem BMI von ungefähr 24 an. Auf der anderen Seite haben wir allerdings auch einen Anstieg der Krankheits- und Sterbewahrscheinlichkeit bei einem BMI unterhalb von 20. Nicht zu vergessen: Diese Werte sind alle lediglich statistische Werte, die in großen Patientengruppen erhoben wurden. Sie spiegeln nur zum Teil Ihr persönliches Risiko wider. Zu viele Faktoren spielen in Ihrem persönlichen Leben eine Rolle, die in der allgemeinen Statistik untergehen. Wir können nicht anhand einer einzigen Zahl wie dem BMI das individuelle Risiko berechnen. Aber zu einer ungefähren Abschätzung Ihres medizinisch wünschenswerten Gewichts können wir den BMI nun mal durchaus heranziehen.[1]

Hierzu drehen wir die Formel des BMI einfach um und nehmen zum Beispiel einen Ziel-BMI von 24: **(Körpergröße (m) × Körpergröße (m)) × 24**

1 www.bmj.com/content/353/bmj.i2156

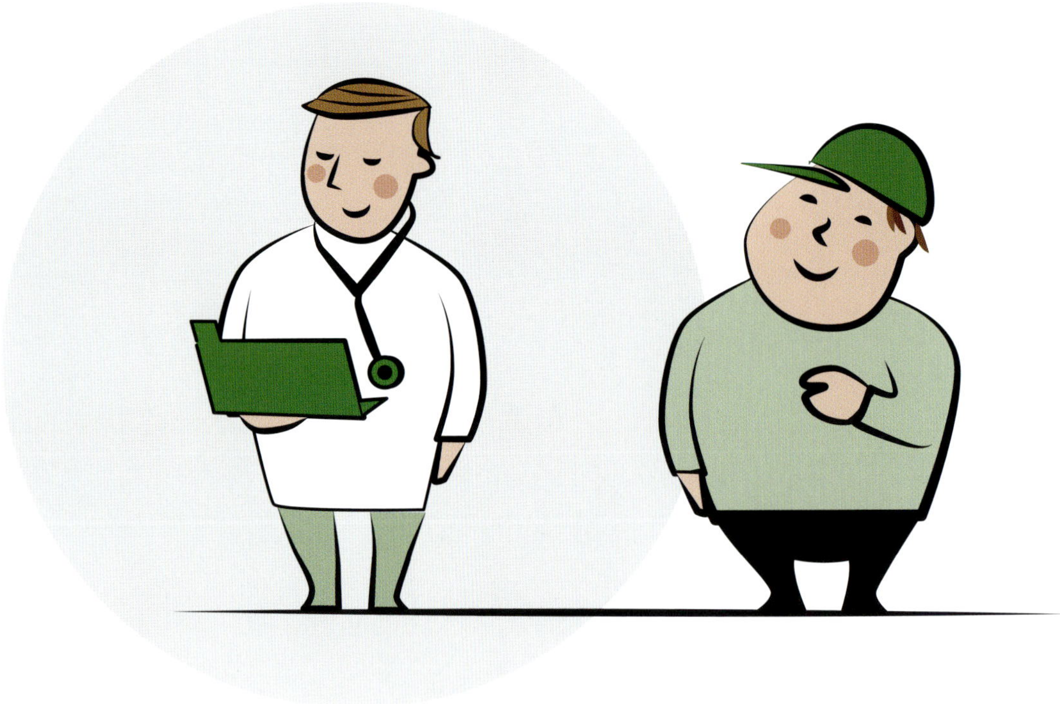

Bei meiner Körpergröße von 1,71 m erhalten wir ein Zielgewicht von 70 kg. Mir ist wichtig, dass es sich hierbei allerdings nur um einen groben Bereich handelt, der wahrscheinlich nach heutiger Erkenntnis die optimale Wirkung auf die Gesundheit widerspiegelt. Es kann durchaus sein, dass sich Ihr persönliches Wohlfühlgewicht deutlich unter oder über dem ermittelten Wert befindet. Nehmen Sie das Ergebnis deshalb bitte nur als groben Anhaltspunkt.

Ideal wäre, wenn Sie Ihr Wunschgewicht vor Beginn der Ernährungsumstellung mit Ihrem Hausarzt besprechen. Der kann dann auch gleich einige Untersuchungen durchführen, damit Sie gesund und ohne Probleme abnehmen können. **Zum Beispiel gehört eine Bestimmung der Schilddrüsenwerte ebenso dazu wie eine Messung der Harnsäure.** Haben Sie zum Beispiel bereits erhöhte Harnsäurewerte, könnte ein forcierter Gewichtsverlust diesen Wert steigen lassen und vielleicht sogar einen Gichtanfall hervorrufen. **Daher rate ich, vor jeder Änderung der Ernährung mit Ihrem Arzt Rücksprache zu halten.**

Wenn Sie nun Ihr ungefähres Zielgewicht kennen, sich eine Waage gekauft haben und die notwendigen Untersuchungen bei Ihrem Hausarzt durchgeführt haben, spricht nichts dagegen, mit der Lebensveränderung zu beginnen.

Die erste Phase ist allerdings nicht die Reduktion der Kalorien oder eine komplette Umstellung Ihrer Nahrungsmittel. Sie sollten zunächst eine Bestandsaufnahme durchführen, wie Sie in den vergangenen Wochen und Jahren gelebt haben. Ich empfehle meinen Patienten, zunächst zwei Wochen mit allem weiterzumachen, was sie bisher getan haben. Ich weiß, dass Sie gerade zu Beginn der Ernährungsumstellung sehr motiviert sein werden und es kaum abwarten können, dass die Pfunde endlich purzeln. Ich würde auch gern diese Motivation nutzen, um viele Kleinigkeiten in Ihrem Leben auf einmal zu ändern. Das ist allerdings nicht sinnvoll. Zunächst müssen wir Ihren persönlichen Bedarf bestimmen, um später damit arbeiten zu können. **Denken Sie daran: Sie sind keine Maschine und Ihr Leben ist keine Nährwerttabelle. Sie sind ein individueller Organismus – und genauso müssen Sie sich auch behandeln.**

Ihre Aufgabe ist deshalb, in den ersten zwei Wochen genauso weiterzumachen wie bisher, aber alles, was Sie essen, aufzuschreiben und sich

Denken Sie daran: Sie sind keine Maschine und Ihr Leben ist keine Nährwerttabelle. Sie sind ein individueller Organismus – und genauso müssen Sie sich auch behandeln.

jeden Tag zu wiegen. Und wenn ich sage, alles, was Sie essen, meine ich: alles, was Sie essen, trinken oder lutschen. Ich empfehle meinen Patienten sogar, jedes Glas Wasser aufzuzeichnen. Natürlich weiß ich, dass Leitungswasser keine Kalorien besitzt. Allerdings habe ich in der Vergangenheit immer wieder erleben müssen, dass einige Patienten ganze Mahlzeiten nicht notieren, weil sie der Meinung waren, die wenigen Kalorien wären ja nicht wichtig. Aber wie wir schon besprochen hatten, unterschätzen wir gern die Kalorienmenge unserer Lebensmittel.

Deshalb empfehle ich, alles, wirklich alles aufzuschreiben. Später kann man sich immer noch Gedanken machen, wie viel Energie in den einzelnen Lebensmitteln enthalten war.

Heutzutage fällt das Kalorienzählen übrigens leicht, da es viele Apps für das Smartphone gibt, die uns diese Aufgabe abnehmen. Welche App man bevorzugt, muss man selbst entscheiden. Ich persönlich liebe Apps wie MyFitnessPal, Lifesum oder Noom Coach, da mit ihnen das Kalorienzähler sehr leicht fällt und man die Benutzung gut in den Alltag integrieren kann. Wenn man dann über zwei Wochen sein Ernährungsverhalten aufgezeichnet hat und in diesen zwei Wochen das Gewicht konstant geblieben ist, hat man eine ungefähre Vorstellung davon, was der persönliche Tagesbedarf an Kalorien ist.

Und dann gibt es letztendlich zwei Stellschrauben: **zum einen die Zufuhr und zum anderen der Verbrauch.** Wie bereits beschrieben, hängen beide eng miteinander zusammen. Wenn ich anfange, mehr zu verbrauchen, wird mein Stoffwechsel sich ändern, um alles zu versuchen, das Gewicht zu halten – und ich werde außerdem mehr Hunger bekommen.

Beginne ich, weniger Energie zuzuführen, wird sich mein Stoffwechsel ebenfalls verändern, um bloß nicht abzunehmen – lebensrettende Gegenregulationen des Körpers, die wir irgendwie austricksen müssen.

Aber wir reden hier nicht über reines Kalorienzählen. Wir reden über die individuelle Bestimmung Ihres Energiebedarfs und die Anerkennung der Unzulänglichkeit der Kalorienbestimmung. Und glücklicherweise gibt es Tricks, um unseren Stoffwechsel zu beeinflussen – und ein Gewichtsverlust ist möglich, ohne dass wir zum Buchhalter werden müssen.

Vergessen Sie Diäten, ändern Sie Ihre Ernährung

Einer dieser Tricks ist, sich für immer von Diäten zu verabschieden. **Das, was wir miteinander vorhaben, ist keine Diät. Es ist ein Lebensstil!** Es tut mir leid: Die Lekutat-Methode wird Sie ein Leben lang begleiten. Sehen Sie diese Methode nur als einen Weg, um schnell Gewicht zu verlieren, werden Sie scheitern. Obwohl: Sie werden sicherlich Gewicht verlieren, Sie werden es aber nicht halten können. Wichtig für die Gesundheit ist aber die Dauerhaftigkeit und nicht der kurze Erfolg.

Wenn Sie allerdings Ihr Leben ändern und eine neue Methodik in Ihren Alltag bringen, muss diese wirklich zu Ihnen persönlich passen. Sich das Erfolgskonzept anderer Menschen anzueignen, ohne es auf die eigenen Lebensumstände abzustimmen, wird niemals von Erfolg gekrönt sein.

Als ich mein eigenes Übergewicht bekämpft habe, bestand ein wesentlicher Punkt darin, auf süße Getränke zu verzichten. Zu Zeiten meines höchsten Gewichts von fast 90 kg habe ich bestimmt einen Liter Softdrinks pro Tag getrunken: Cola, Fanta, Sprite. Alles wahre Kalorienbomben, die weder Nährstoffe zuführten, noch mich in irgendeiner Art und Weise satt gemacht hätten. **Mehr als 400 kcal befinden sich in einem Liter Cola. Erinnern Sie sich, wie lange ich dafür rennen muss? Mehr als eine halbe Stunde!** Und so eine Cola trinkt sich einfach nebenbei, ohne dass man darüber nachdenkt. Zu den Hauptmahlzeiten dazu, ohne dass man sie eigentlich brauchen würde.

Doch auch, wenn Sie gesundheitsbewusst sind, keine Softdrinks trinken, sondern auf Fruchtsäfte zurückgreifen, habe ich schlechte Nachrichten für Sie: Auch Fruchtsäfte haben es in sich und übertrumpfen häufig handelsübliche Softdrinks: **Ungefähr 600 kcal finden sich in einem Liter Traubensaft. Viel Spaß beim Joggen!**

Bei mir bedeutete der Verzicht auf Softdrinks eine massive Einsparung von täglichen Kalorien. Es war allerdings gar nicht so einfach, wie sich das vielleicht anhört. Am Anfang hat mein Körper sehr unter dem Entzug dieser Süßigkeiten gelitten. Ich habe zunächst versucht, auf Lightprodukte umzusteigen, die haben bei mir allerdings vermehrten Hunger hervorgerufen. Auch Saftschorlen waren für mich nicht die Lösung. Letztlich kam bei mir der Durchbruch erst, nachdem ich komplett auf süße Getränke verzichtet und auf reines Leitungswasser umgestellt habe. Währenddessen kam ich mir aber häufiger wie ein Drogenabhängiger vor, dem man seine Droge entzieht. Immer wieder drehten sich meine Gedanken um süße Getränke, um Zucker an sich und um die fehlende Energie, die ich durch Leitungswasser nun ja nicht auffüllen konnte. Ich wurde müde, meine Leistungsfähigkeit nahm ab. Und ich bekam immer wieder Heißhungerattacken. Nach einiger Zeit hatte sich mein Körper allerdings an die Umstellung gewöhnt. Als durchaus begrüßenswerten Nebeneffekt empfand ich nun andere Lebensmittel deutlich süßer als zuvor und konnte weniger davon essen und trotzdem glücklich sein. Ich hatte meine Geschmacksknospen wieder neu kalibriert.

Meine eigene Erfahrung mit süßen Getränken ist allerdings sehr individuell und gehört zu mir. Ob ein Weglassen von Softdrinks oder Fruchtsäften

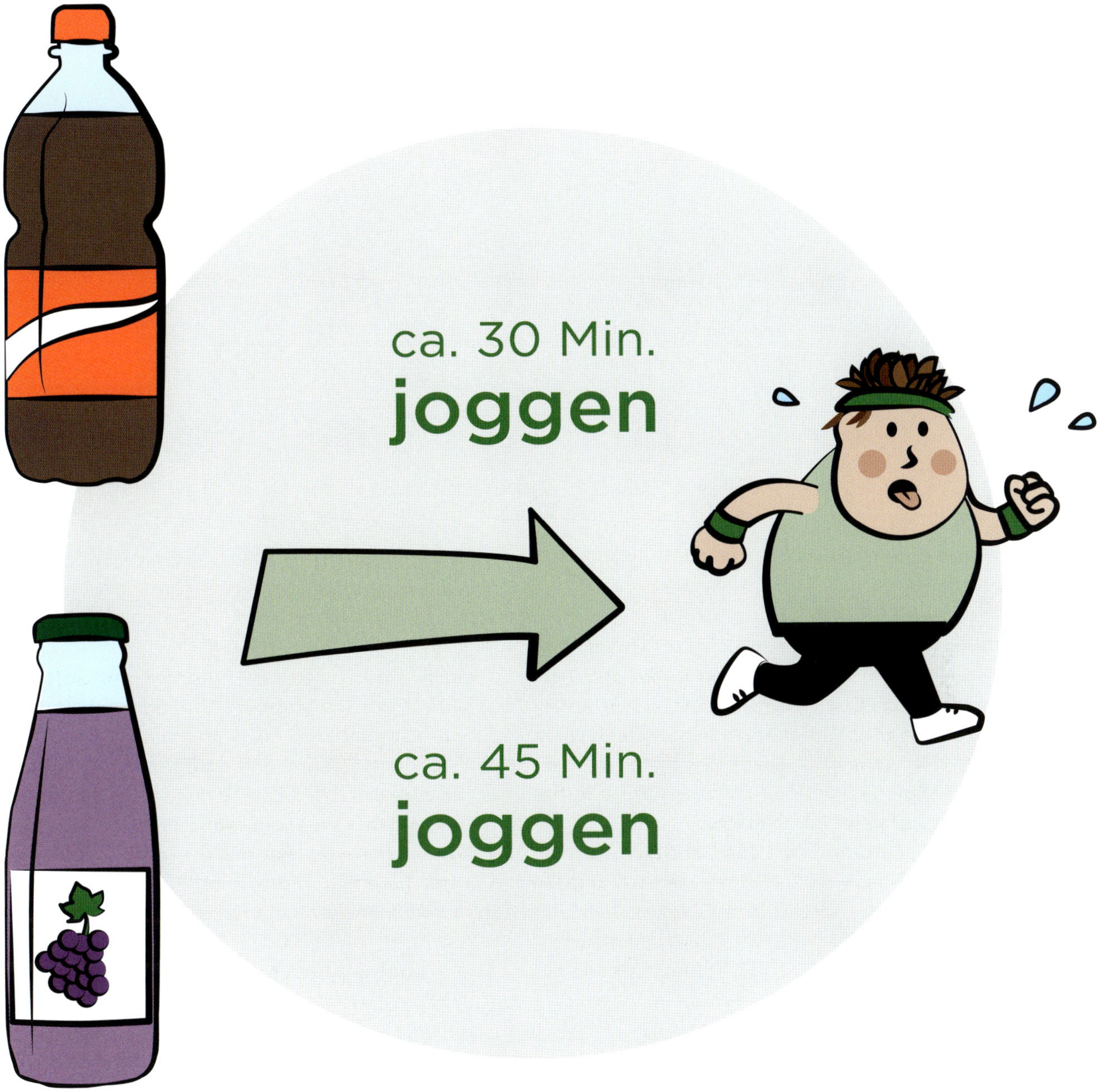

bei Ihnen einen ähnlichen Effekt hervorruft, ist nicht sicher. Trinken Sie nur ein Glas Apfelsaft pro Tag, werden Sie wahrscheinlich keine große Gewichtsabnahme erzielen, wenn Sie den Saft weglassen. Aber wahrscheinlich haben Sie eigene problematische Lebensmittel, deren Veränderung bei Ihnen sinnvoll wäre. Und die müssen Sie finden.

Eine sehr neue Methode der individualisierten Medizin, um diese persönlichen Dickmacher zu identifizieren, führe ich seit einiger Zeit in meiner Praxis bei meinen Patienten durch. Im Mittelpunkt steht ein Messsensor, der eigentlich für die Behandlung von Patienten mit Diabetes mellitus entwickelt wurde. Dieser Chip wird wie ein Pflaster auf die Haut geklebt und misst mit einer kleinen Nadel, die unter die Haut geschoben wird, kontinuierlich den Zuckergehalt des Gewebes. Dieser Gewebezucker entspricht ungefähr unserem Blutzucker. Wenn wir eine kohlenhydratreiche Mahlzeit essen, steigt zunächst der Blutzuckerwert an, nach einigen Minuten gefolgt vom Anstieg des Gewebezuckers. Der Sensor unter der Haut erlaubt also eine Aussage über die Kohlenhydrataufnahme der jeweiligen Mahlzeit.

Wir können diese Messergebnisse nicht hoch genug schätzen. Wie bereits gesagt, unterscheidet sich die Aufnahme von Nährstoffen und Energie der Lebensmittel von Mensch zu Mensch und von Zeitpunkt zu Zeitpunkt. Genau wie uns die Badezimmerwaage eine Aussage über die Differenz aus Kalorienzufuhr und Kalorienverbrauch über einen gewissen Zeitraum gibt, erlaubt uns dieser Sensor einen direkten Einblick in die Stoffwechselwirkung der verzehrten Nahrungsmittel.

Natürlich könnten wir auch regelmäßig mithilfe von Teststreifen aus der Apotheke unseren Blutzucker bestimmen. Der Sensor, der sich über zwei Wochen in unserer Haut befindet, gibt allerdings deutlich mehr Informationen zurück. Alle zwei Minuten wird automatisch und ohne unser Zutun ein neuer Wert im Chip gespeichert und kann später mittels eines Lesegeräts oder eines modernen Smartphones ausgelesen werden. Bis zu acht Stunden Zeit hat man, die Werte aus dem Chip zu lesen, danach werden sie mit neueren Werten überschrieben. Mit einem Teststreifen aus der Apotheke wären wir bei dieser Anzahl der Daten doch relativ schnell überfordert. Außerdem hätten wir blutige Finger und ein großes Loch im Portemonnaie, da man jede einzelne Messung gesondert bezahlen müsste.

Mithilfe der kontinuierlichen Chip-Messung haben wir nun erstmals die Möglichkeit, einen Blick hinter die Kulissen unserer Nahrungszufuhr zu werfen. Die Kohlenhydratzufuhr ist eine wesentliche Stellschraube, wenn es um die Gewichtsregulation des Körpers geht. Und hierbei spielt nicht nur die absolute Menge an Kohlenhydraten und die dadurch aufgenommene Kalorienzahl eine Rolle, sondern auch die hormonellen Auswirkungen des Blutzuckeranstiegs. Ein Anstieg des Zuckers führt nämlich zu einer Ausschüttung des Hormons Insulin.

Dieses Hormon senkt nicht nur den Blutzucker, sondern hemmt auch unseren Fettstoffwechsel. Lassen Sie sich das bitte mal auf der Zunge zergehen! **Die Aufnahme von Zucker hemmt den Fettabbau!** Kohlenhydrate in unserer Nahrung führen also einmal auf direktem Weg zu einer Kalorienaufnahme (durch die Kalorien, die in den Kohlenhydraten enthalten sind), zum anderen hemmen sie aber auch indirekt den Abbau von Fetten in unserem Körper und begünstigen dadurch ein Übergewicht.

Als ich diesen Chip das erste Mal bei mir selbst ausprobiert habe, konnte ich meinen Augen nicht trauen. Ich ging natürlich davon aus, dass vor allem kohlenhydratreiche Mahlzeiten, zum Beispiel Nudeln oder Eiscreme, meinen Zuckerwert in die Höhe treiben würden. Weit gefehlt! **Der erste**

Eine ganz wesentliche Stellschraube, wenn es um die Gewichtsregulation des Körpers geht, ist der Blutzucker.

massive Anstieg meines Gewebezuckers fand nach einem Döner statt. Nach einem Döner!

Nun muss man wissen, dass ich Vegetarier bin und Döner stets ohne Fleisch esse. Auch mit der Sauce halte ich mich sehr zurück, sodass mein Döner eigentlich ein Stück Brot mit Salat war. Ungefähr 45 Minuten nach der Mahlzeit schoss mein Gewebezucker nach oben. **Ein normaler Blutzuckerspiegel sollte auch nach einer Mahlzeit nicht weit über 140 mg/dl liegen.** Mein Zucker lag bei knapp 200 mg/dl. Ich war geschockt, schließlich bin ich kein Diabetiker. Voller Sorge rief ich einen befreundeten Diabetologen an, der mich zunächst einmal beruhigte. Dieser Sensor ist tatsächlich so neu, dass wir noch keine verlässlichen Daten über den Gewebezucker in den Minuten und Stunden nach der Nahrungszufuhr haben. Da sich mein Zucker relativ schnell wieder auf normale Werte reduzierte, ging mein Kollege nicht von einer Zuckerkrankheit bei mir aus. Allerdings fanden er und ich es schon sehr interessant, wie schnell und hoch sich der Gewebezucker nach meinem Döner änderte. Andere Mahlzeiten führten bei mir nicht zu so einem schnellen und steilen Anstieg.

Ich fing an zu experimentieren. Welche Zutat vom Döner könnte wohl diesen starken Zuckeranstieg hervorgerufen haben? Der Salat? Die Sauce? Das Brot? Ich experimentierte mit allen drei Zutaten herum, indem ich sie aß und meinen Gewebezucker beobachtete. Weder bei der Sauce noch beim Salat gab es deutliche Ausschläge nach oben. Mein letzter Versuch betraf das Brot. Ich aß also ein großes Stück Fladenbrot und siehe da: Der Zucker schoss gen Himmel.

Wann immer ich also ein Stück Fladenbrot esse, habe ich nicht nur die Kalorien des Brotes in mir, sondern auch die länger andauernde Hemmung der Fettverbrennung. Eigentlich müsste ich daher zu den bekannten Kalorien des Fladenbrots noch die indirekten Kalorien der darauffolgenden fehlenden Fettverbrennung hinzurechnen. Und wieder einmal wird deutlich, wie individuell der Stoffwechsel ist und wie unzuverlässig die Angaben auf den Lebensmittelverpackungen. Aber woher soll die Industrie auch meinen persönlichen Stoffwechsel kennen? Warum sollten bei den Nährwertangaben des Döners die Kalorien des später gegessenen Kuchens berücksichtigt werden, deren Aufnahme vom vorherigen Döner beeinflusst wird?

Während meiner Versuche mit dem Chip im Arm gewann ich weitere interessante Erkenntnisse. Eines Mittags saß ich in einer Redaktionskonferenz der „Hauptsache Gesund“-Redaktion beim MDR. Ich kam im Anschluss an meine Sprechstunde gerade von Berlin nach Leipzig und hatte nicht mal Mittag gegessen. Relativ hungrig und ein wenig schlecht gelaunt saß ich in der Mittagsrunde, die selbst sehr anstrengend war. Wir planten die Sendung für den Abend und mussten einige aktuelle Probleme lösen. Ein Blick auf meinen Zuckersensor im Arm nach der Sitzung erstaunte mich: Obwohl ich nichts gegessen hatte, war mein Gewebezuckerwert von ungefähr 70 mg/dl zum Beginn der Sitzung auf 140 mg/dl am Ende der Sitzung angestiegen. Noch mal: Ich hatte nichts gegessen,

Stress und Anspannung führen unter anderem zu einer Ausschüttung des Hormons Kortison. Und dieses Kortison lässt unseren Blutzuckerwert ansteigen.

nichts getrunken und keine Bonbons gelutscht. Trotzdem war mein Zuckerwert angestiegen. **Und ein angestiegener Zuckerwert bedeutet, wie wir wissen, eine Ausschüttung von Insulin und eine Hemmung der Fettverbrennung. Ich wurde also gerade dick, ohne zu essen!**

Das erinnerte mich an alle meine Patienten, die mir immer wieder erzählten, sie würden zunehmen, obwohl sie eigentlich gar nicht viel aßen. Früher hatte ich ihnen nicht geglaubt und gedacht, sie würden mich und sich selbst belügen. Nach der Kalorien-rein-Kalorien-raus-Theorie Cico wäre das ja auch nicht möglich. Ich könnte nur zunehmen, wenn ich zu viel esse. Aber dieser Chip in meinem Arm war unbestechlich. **Warum stieg mein persönlicher Zuckerwert an, obwohl ich keine Nahrung zu mir genommen hatte? Ganz klar: Es war der Stress!**

Stress und Anspannung führen unter anderem zu einer Ausschüttung des Hormons Kortison. Und dieses Kortison lässt unseren Zuckerwert ansteigen. Evolutionär ist das für uns Menschen sinnvoll, denn wenn wir gestresst sind, wollen wir wegrennen oder kämpfen. Und dafür benötigen wir Energie. Diese erhalten wir am leichtesten über Zucker im Blut, der wie ein Treibstoff wirkt. Unser Körper bereitet uns also für den Kampf oder die Flucht vor.

Das Problem: Im modernen Leben flüchten wir nicht und wir hauen unserem Gegenüber auch nur selten auf den Kopf. Wir ertragen vielmehr still und leidend den ansteigenden Blutzuckerwert, der von innen unser Gewebe zerstört, anstelle ihn mit körperlicher Aktivität seiner ursprünglichen Bestimmung zuzuführen: Bewegung!

Könnte also Bewegung die Lösung sein? Und zwar Bewegung, die in einem engen zeitlichen Zusammenhang mit dem Gewebezuckeranstieg steht? Genau das wollte ich testen. Und natürlich testete ich das mit einem Döner. Spaß machen sollen wissenschaftliche Versuche schließlich auch. Ich aß also einen Döner und ging 20 Minuten später eine halbe Stunde spazieren. Unglaublich, aber wahr: Der Zucker blieb unten. Die Kalorien des Döners sind natürlich trotzdem in meinem Körper angekommen. Aber die negativen Stoffwechselwirkungen eines erhöhten Insulinspiegels konnten ausbleiben – Kuchen, du darfst kommen!

Ich wollte meine neuen Erkenntnisse unbedingt mit einer stressigen Situation ausprobieren, testen, ob ich auch einer Stressreaktion ein Schnippchen schlagen könnte. Nach der nächsten Redaktionskonferenz sagte ich „Tschüss" zu meinem Team und verschwand zum allgemeinen Staunen zu einem halbstündigen Spaziergang. Alle 5 Minuten schaute ich mir gespannt die Ergebnisse meines Sensors an. Und siehe da: kein wesentlicher Anstieg meines Zuckers! Im Gegenteil: Der Gewebezucker fiel sogar leicht ab.

Die alte Wahrheit „Nach dem Essen sollst du ruhen oder 1.000 Schritte tun" ist also zum Teil wahr. Nämlich genau der Teil, der uns empfiehlt, 1.000 Schritte zu tun. Und nicht nur nach dem Essen, sondern auch nach stressigen Situationen.

Ich glaube meinen Patienten, wenn sie mir erzählen, dass sie Probleme haben, Gewicht zu verlieren.

Dass sie zugenommen haben, ohne mehr als früher gegessen zu haben. Es gibt Menschen, die haben einen sehr niedrigen Kalorienbedarf, und es gibt Menschen, die im Laufe des Tages sehr wenige Kalorien verbrauchen. Es gibt Menschen, die mit einer überschießenden Insulinreaktion auf Stress reagieren und dadurch ihren Stoffwechsel quasi ausschalten. Es gibt Menschen, ...

Es macht mich wütend, wenn ich die Arroganz einiger Ärzte und Ernährungsexperten sehe, die übergewichtige Menschen als willensschwach verurteilen. Wir sind für vieles im Leben verantwortlich, aber sicher nicht für unsere Gene. Und mit dem Wissen über den individuellen Stoffwechsel fällt es uns nun vielleicht ein wenig leichter, unser Leben individuell so zu gestalten, dass ein Normalgewicht möglich ist.

Neulich hatte ich in meiner Sprechstunde einen Patienten, der unbedingt einige Kilogramm abnehmen wollte. Wir begannen mit einem normalen Ernährungstagebuch und berechneten seine täglich zugeführten Kalorien. Tatsächlich war er eigentlich im Rahmen des Normalen und wir konnten uns sein leichtes Übergewicht nicht erklären. Schließlich entschieden wir uns, den Zuckerchip einzusetzen. In der ersten Woche führte er ein Ernährungstagebuch parallel zu den Messwerten des Sensors. Nach diesen sieben Tagen setzten wir uns wieder zusammen. Im Laufe der Woche gab es kaum wesentliche Anstiege der Zuckerwerte. Nur am Abend schoss der Wert regelmäßig nach oben. „Da trinke ich ein Bier“, sagte der Patient. Da ich keine andere Idee hatte, empfahl ich ihm, das Bier mal wegzulassen. Er schaute mich sehr traurig an und wollte die abendliche Gewohnheit nicht wirklich aus seinem Leben streichen.

Patienten wechseln eher den Hausarzt als ihre Gewohnheiten und so entschieden wir uns nach längerer Diskussion, das Bier gegen ein Glas Rotwein auszutauschen. Mit dieser Lösung konnte er leben. Bei der Nachkontrolle eine Woche später sahen wir, dass der Rotwein im Gegensatz zum Bier keinen Blutzuckeranstieg bei ihm verursachte. Bereits vier Wochen später hatte mein Patient fast 5 kg Körpergewicht verloren. Das Einzige, was er geändert hatte, war, Bier gegen Wein auszutauschen. Bitte verstehen Sie mich nicht falsch, ich propagiere nicht das abendliche Glas Wein – nichts liegt mir ferner. Ich empfehle auch nicht allen Menschen, Bier gegen Wein auszutauschen. Was allerdings sinnvoll ist, ist eine individuelle Betrachtungsweise des Stoffwechsels und gegebenenfalls eine Anpassung der Ernährung. Und diese kann so einfach sein und ohne einen wesentlichen Verzicht einhergehen.

Ich persönlich habe bei mir übrigens verschiedene Brotsorten ausprobiert, um den Döner-Effekt aus meinem Leben zu streichen. Vollkornbrot führt bei mir nur zu einem sanften Anstieg des Zuckerwerts, Graubrot lässt den Zucker leider sehr stark steigen.

Aber mit diesem Wissen fällt es mir leichter, mein Gewicht zu halten, ohne komplett auf Brot verzichten zu müssen. Und wenn ich dann doch mal einen Döner essen möchte: Schuhe an und spazieren gehen.

Tun Sie nichts außer: einzelne Dinge weglassen oder tauschen

Warum ist die Lekutat-Methode anders als andere Diäten? Zunächst mal ist die Lekutat-Methode keine Diät. Sie ist vielmehr eine lebenslange Einstellung zu Essen, Genuss, Gesundheit, Eigenverantwortung und Gelassenheit.

Die Lekutat-Methode ist eine Methode der kleinen Schritte. Da wir ein ganzes Leben lang für unser Wohlbefinden und unsere Gesundheit verantwortlich sind, ist es wichtig, dass uns nicht nach kürzester Zeit die Luft ausgeht. Ich liebe das Bild des Marathonläufers, der die ersten Kilometer langsam läuft, weil er weiß, dass noch viele weitere folgen werden.

Ich finde es großartig, wenn Sie motiviert sind, Ihr Leben zu ändern, und sich etwas Gutes tun wollen. Wenn Sie heute das Ruder herumreißen möchten, um endlich Ihr Wunschgewicht zu erreichen. Aber es tut mir leid: Motivation reicht nicht aus. Sie ist nur ein kurzfristiger Antrieb und wir alle verlieren sie im Laufe der Zeit. Motivationen kommen und gehen und wir können uns nicht auf sie verlassen, denn Motivationen halten nicht lange durch.

Wenn Motivationen aber nicht ausreichen, was benötigen wir dann? Ganz einfach: eine Strategie!

Werfen wir zunächst einen Blick darauf, wie lange es eigentlich dauert, bis ein gewünschtes neues Verhalten automatisch wird. Wie lange wir uns also bewusst anstrengen müssen, neue Verhaltensweisen in unser Leben zu bringen, bis wir quasi auf Autopilot schalten können und das neue Verhalten ein Teil von uns geworden ist.

Eine Idee davon, wie lange Verhaltensveränderungen benötigen, hatte die Wissenschaft schon in den 1950er-Jahren. Der Schönheitschirurg Maxwell Maltz bemerkte damals, dass viele seiner Patienten einige Zeit brauchten, um sich an die von ihm veränderten Nasen und Brüste zu gewöhnen. Anfänglich schauten die Patienten sich noch verwundert im Spiegel an, im Laufe der Zeit wurden die veränderten Körperteile allerdings zum Teil ihrer selbst. Und diese Zeit betrug nach der Beobachtung von Maxwell Maltz ungefähr drei Wochen. Diese Erkenntnis deckte sich mit der damaligen Ansicht, dass Patienten, denen Gliedmaßen entfernt wurden, nach ungefähr drei Wochen keine Phantomschmerzen mehr spürten.

In der Tat ging die Wissenschaft in der zweiten Hälfte des 20. Jahrhunderts davon aus, dass man sich in ungefähr drei Wochen ein neues Verhalten angewöhnen könnte.

Glauben Sie das? Entsprechen diese Erkenntnisse auch Ihrer Erfahrung?

Das würde bedeuten, dass wir zum Beispiel nur einen dreiwöchigen Urlaub benötigen würden, um unser Leben komplett auf den Kopf zu stellen. Wir müssten uns nur drei Wochen durch eine Diät quälen, damit diese Bestandteil unseres Lebens wird. Nach drei Wochen wäre alles perfekt!

Aber unser Gehirn arbeitet nicht so. Glücklicherweise, muss man sagen. Denn wenn eine kurze Phase eines anderen Verhaltens uns von Grund auf neu strukturieren könnte, würden wir keine verlässlichen Menschen sein. Außerdem wären wir durch die ständigen Veränderungen unserer neuronalen Bahnen relativ schnell erschöpft und würden wie von einem Autopiloten gesteuert durch

Die Lekutat-Methode ist keine Diät. Sie ist vielmehr eine Veränderung von Gewohnheiten in sehr kleinen Schritten.

das Leben gehen, egal, ob das Verhalten gut oder schlecht für uns wäre.

Erst zu Beginn des 21. Jahrhunderts wurde eine groß angelegte Untersuchung zu dem Thema, wie Verhaltensweisen geprägt werden, veröffentlicht. Die Wissenschaftler kamen zu dem Schluss, dass es zwischen 18 und 254 Tage dauert, bis sich ein neues Verhalten festigt.

Wie bitte? Zwischen 18 und 254 Tage? Was für eine seltsame breite Spanne und wie enttäuschend für Menschen, die ihr Verhalten ändern möchten.

Aber wir erinnern uns: Menschen sind individuell unterschiedlich und auch ihr Verhalten ist individuell unterschiedlich. Es wäre seltsam, wenn wir alle gleich schnell jegliche Art von Verhalten verändern könnten. Im schlimmsten Fall müssen Sie halt 254 Tage üben, bis sich Ihr Leben geändert hat. Seien Sie also nicht böse mit sich, wenn das neue Verhalten nicht sofort automatisch wird. Auch hierbei handelt es sich wieder um einen Schutzmechanismus des Gehirns, das einfach Zeit benötigt, bis sich die neue Verhaltensweise festigt. Ihr Gehirn wartet sozusagen ab, ob sich das neue Verhalten bewährt. Wir müssen nicht perfekt sein, der Erfolg wird sich trotzdem einstellen.

Eine weitere gute Nachricht: Da eine Änderung des Verhaltens eine lange Zeit benötigt, ist es wichtig, dass wir uns diese Zeit so angenehm wie möglich gestalten. Kleine Schritte und kleine Veränderungen tun nicht so stark weh wie große. Deshalb sollten Sie auch nicht alle Facetten Ihres Verhaltens auf einmal ändern, sondern Schritt für Schritt vorgehen. Variieren Sie die Rezeptur der Verhaltensänderung, das hilft Ihnen beim Durchhalten und bewahrt Ihnen den Spaß.

Nachdem Sie in der ersten Phase die Lebensmittel identifiziert haben, die aller Voraussicht nach einen Teil Ihres Übergewichts mitzuverantworten haben, können Sie nun beginnen, diese Lebensmittel auszutauschen.

Achtung: Austauschen! Aber nicht weglassen! Bemerken Sie den wesentlichen Unterschied? Weil die Lekutat-Methode ein lebenslanger Weg ist, ist jeder Verzicht problematisch.

Ein Beispiel: Ich war ungefähr ein Dreivierteljahr vegan. Ich fühlte mich recht gut mit dieser Ernährungsform und hatte auch das Gefühl, nichts Wesentliches zu vermissen. Nach einiger Zeit stellte ich mir allerdings die Frage: „Carsten, wenn du wüsstest, du müsstest in einer Woche sterben, würdest du die letzte Woche deines Lebens weiterhin vegan essen wollen?“

Ich dachte eine Zeit über diese Frage nach und meine ehrliche Antwort erstaunte mich. Die Frage an mich selbst und die Beschäftigung mit diesem Thema brachte eine klare Wahrheit in mir zutage: Ich würde die letzte Woche meines Lebens zwar weiterhin kein Fleisch essen wollen, würde aber auf Käse, Milch, Quark und meine geliebten Pfannkuchen nicht verzichten wollen.

Mit diesem ganz klaren inneren Gefühl konfrontiert, musste ich eine Entscheidung treffen und eine weitere Frage beantworten: Überwiegen die gesundheitlichen Vorteile einer Ernährung ohne tierische Bestandteile meinen inneren Wunsch nach Pfannkuchen? Und diese Frage konnte ich

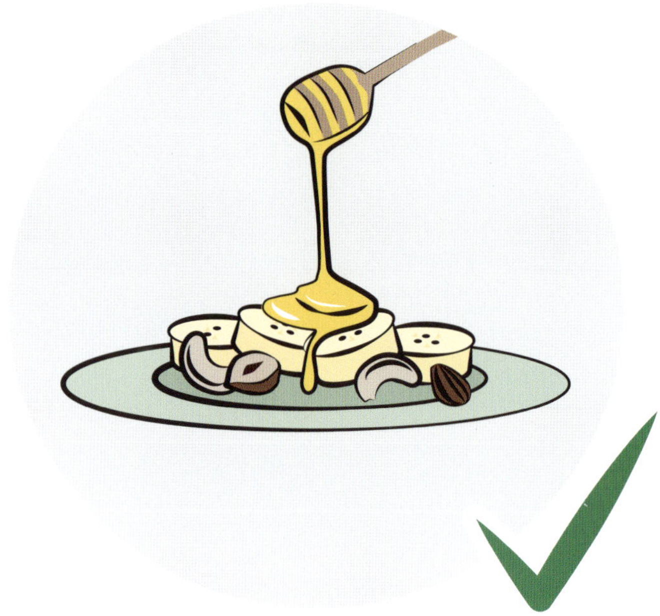

mit gutem Gewissen mit einem Nein beantworten. Ich beendete meine vegane Ernährung, wurde zum Vegetarier und machte mich sofort über eine Portion Pfannkuchen mit Marmelade her.

Wenn Sie Ihr Leben lang Ihre Ernährung ändern wollen – entweder, um gesünder zu sein, oder, um Ihr optimales Gewicht zu erreichen –, **muss das mit Ihrer Seele im Einklang geschehen. Alles andere ist zum Scheitern verurteilt, führt zu Stress** oder hat andere gesundheitlich negative Auswirkungen auf Sie. Sie müssen sich mit sich selbst und Ihren Entscheidungen wohlfühlen!

Das Sich-Wohlfühlen soll allerdings kein Freibrief für maßloses Übergewicht sein. In den vergangenen Jahren haben sich einige Fernsehformate etabliert, in denen dicke Menschen lauthals in die Welt herausschreien: „So bin ich halt, mir geht es gut damit!" Aber ganz ehrlich: In meiner Praxis erlebe ich fast immer das Gegenteil. Natürlich gibt es selbstbewusste übergewichtige Menschen. Aber die meisten von ihnen geben in meiner Sprechstunde zu, dass sie eigentlich lieber schlanker wären. Dass sie, wenn sie tief in sich hineinschauen, einige Probleme mit dem Übergewicht haben – sei es eine verminderte Belastbarkeit, Probleme beim Bücken, Schwitzen oder soziale Stigmatisierungen. Es gibt ein Wohlfühlgewicht, massives Übergewicht ist es aber in den seltensten Fällen.

Ein wichtiger Faktor für das Wohlbefinden bei der Gewichtsreduktion und beim Rest Ihres Lebens ist, auf möglichst wenig verzichten zu müssen. Leben muss Spaß machen, Ernährung muss Spaß machen. Verzicht macht schlechte Laune – und dafür ist das Leben zu kurz. Die Lekutat-Methode versucht deshalb, auf möglichst wenig zu verzichten, sondern eher das eine oder andere Lebensmittel auszutauschen.

Im hinteren Teil des Buches finden Sie einige fantastische Rezepte, mit denen es Ihnen erstaunlich leicht fallen wird, Ihr neues Leben zu beginnen. In spätestens 254 Tagen werden Sie zurückblicken und sagen: „Wieso habe ich das nicht schon viel früher gemacht?" Und genau diese Frage stelle ich mir heute, wenn ich Bilder von mir aus meiner übergewichtigen Vergangenheit sehe. Aber diese Frage ist müßig, jede Phase im Leben hat ihren Sinn und will genossen werden.

Signale, die Ihnen den Weg zeigen

Unser Körper reagiert mit einer gewissen Anpassung an den Nährstoff- und Energiemangel. Der Stoffwechsel wird gedrosselt, Herzfrequenz, Blutdruck und Körpertemperatur sinken ab.

Haben Sie Angst vor dem hungrigen Gefühl, dass einen Gewichtsverlust begleitet?

Ich nicht mehr, seit ich gelernt habe, die unterschiedlichen Arten von Hunger zu unterscheiden.

Schauen wir uns zunächst den wissenschaftlichen Hintergrund an. Bei Nahrungsmangel stellt sich unser Stoffwechsel grundsätzlich um. Der Grundumsatz wird abgesenkt und Stoffwechselprozesse in unserem Körper verlangsamen sich. Das ist wichtig, damit unser Körper wichtige Funktionen aufrechterhalten kann, obwohl die Energiezufuhr von außen vermindert wurde. Um den Energiebedarf des Körpers aufrechtzuerhalten, wird auf die gespeicherten Vorräte zurückgegriffen. Unser Körper speichert Energie in Form von Glykogen, Proteinen (zum Beispiel innerhalb der Muskulatur, die wir gern erhalten würden) und Fetten (die, die wir so gern loswerden würden).

Während einer Hungerphase sinken Blutzucker- und Insulinspiegel ab. Würden wir von jetzt auf gleich aufhören zu essen, möchte unser Körper weiterhin seinen Grundbedarf decken. Wie bereits beschrieben, sind das etwa 1.800 kcal pro Tag. Um diese Energie aufzubringen, baut der Körper vor allem Muskeln und Fette ab. Einige Zellen im Körper benötigen aber Kohlenhydrate, um zu überleben. Vor allem einige Blutzellen sowie Nervenzellen und das Gehirn sind hierauf angewiesen, nicht die unwichtigsten Strukturen des Körpers. Glücklicherweise kann unser Körper Kohlenhydrate neu bilden, ohne dass wir sie von außen zuführen müssten. Diese Glukoneogenese findet während einer Hungerzeit statt.

Unser Körper reagiert mit einer gewissen Anpassung an den Nährstoff- und Energiemangel. Der Stoffwechsel wird gedrosselt, Herzfrequenz, Blutdruck und Körpertemperatur sinken ab. Wir alle kennen das aus dem Biologieunterricht der Schule: Der Winterschlaf bei Tieren ist dafür ein Beispiel.

Allerdings ist Hunger auch Stress für uns. Die Nebennieren schütten das Stresshormon Adrenalin aus und im Körper treten Entzündungsreaktionen auf – eine Gefahr für unseren Körper.

Während einer Diät oder einer kalorienreduzierten Ernährungsumstellung müssen wir allerdings den beschriebenen Hunger von anderen auftretenden Empfindungen unterscheiden. **Ich unterscheide gern den Bauchhunger vom Kopfhunger.** Beim Kopfhunger handelt es sich um einen eher psychologisch wahrgenommenen

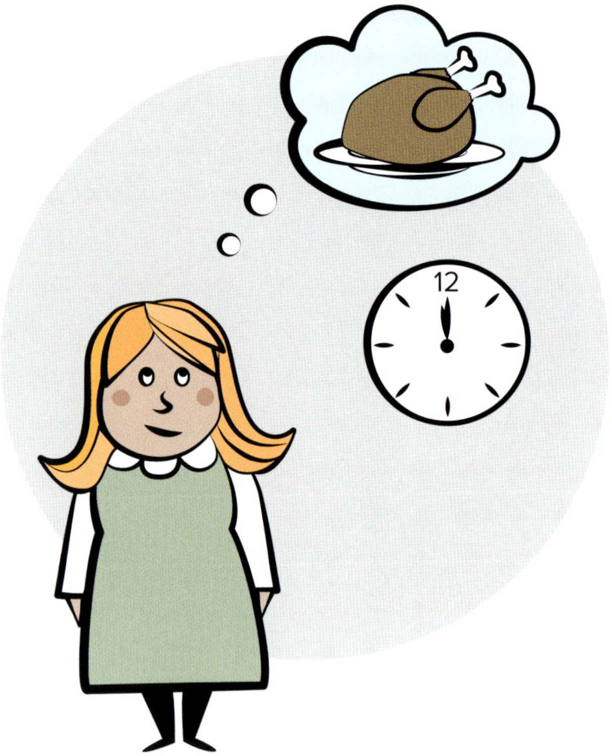

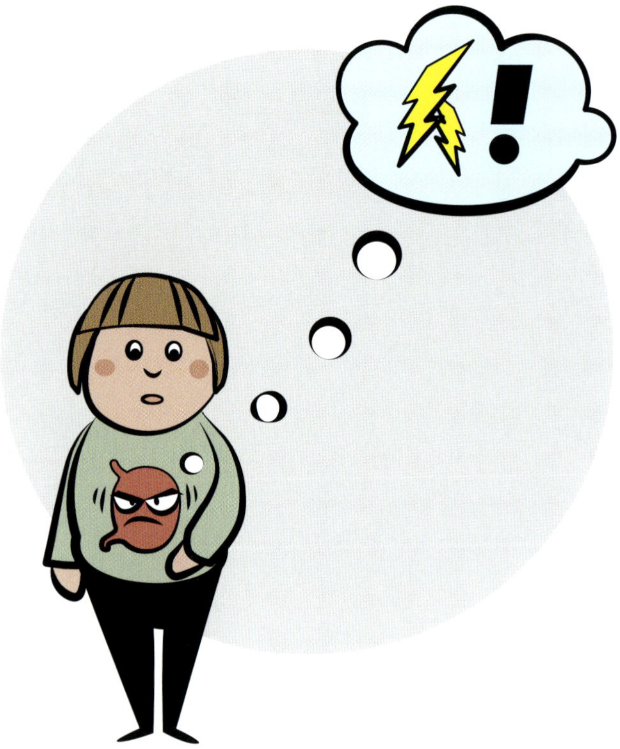

Nährstoffmangel. Wir alle kennen diese Situation bestimmt: Beim Blick auf die Uhr fällt uns auf, dass eigentlich das Mittagessen ansteht, und sofort fängt der Magen an zu knurren. Das ist kein Hunger, das ist Prägung! Wir fallen auch nicht sofort tot um, wenn wir diesen Kopfhunger nicht stillen. Dennoch führt uns genau dieser Hunger häufig zum Kühlschrank und ist in der heutigen Zeit ein wesentlicher Faktor für Übergewicht.

Ich bin ein Verfechter von gemeinsamen Mahlzeiten innerhalb der Familie. Das gemeinschaftliche Sitzen am Esstisch, die angeregten Gespräche, die bei einer Mahlzeit entstehen können, und das ritualisierte Zusammensein empfinde ich als extrem wichtig. Dennoch habe ich immer wieder meine Schwierigkeiten damit, wenn zum gemeinsamen Essen gerufen wird, ich aber überhaupt keinen Hunger habe. Auch heute noch, nach meinem großen Gewichtsverlust, erwische ich mich immer wieder dabei, dass ich aus sozialen Gründen doch mitesse, obwohl ich eigentlich nicht hungrig bin. Leider weiß ich mir häufig nur dadurch zu helfen, dass ich mich nicht an den gemeinsamen Tisch setze. Alle Austauschstrategien – zum Beispiel etwas zu trinken, eine kleine Suppe zu löffeln oder einfach nur tief zu atmen – haben mir bislang nicht geholfen. Bei diesem Problem muss ich vor meiner eigenen Psyche kapitulieren und mich einfach der Situation entziehen.

Aber zurück zu Kopf- und Bauchhunger. Natürlich gibt es auch den wahren Bauchhunger, der uns befallen kann. Ich bemerke diesen bei mir meistens damit, dass ich tatsächlich körperlich schwächer werde und meine Gedanken fahrig sind. Dieser Hunger sollte tatsächlich adäquat gestillt werden. Die Kunst ist es nun, beide Hungertypen voneinander zu unterscheiden und sich nicht bei jedem kleinen Kopfhunger etwas in den Mund zu stopfen.

Im Laufe meines Gewichtsverlusts habe ich übrigens Hunger zu schätzen gelernt. Letztlich zeigt dieses Gefühl uns an, dass unser Stoffwechsel arbeitet und wir auf dem richtigen Weg sind. Und wir müssen auch nicht jedes Missempfinden in unserem Leben immer und sofort beheben. Vielleicht nutzen Sie Hunger mal als kleine Zwischenmotivation, dass Sie alles richtig machen. Und vielleicht warten Sie beim nächsten Hungergefühl einfach mal einen kleinen Moment ab, ob sich der Hunger von selbst verflüchtigt oder ob es ein ausgewachsener Bauchhunger wird, den Sie dann natürlich mit gesunden Lebensmitteln stillen dürfen.

So klappt das endlich – Wunschgewicht für immer

Lassen Sie mich ein wenig abschweifen und Ihnen eine kurze Geschichte erzählen, die sich neulich in meinem Leben zugetragen hat.

Seit vielen Jahren liebe ich es zu joggen. Als ich noch stark übergewichtig war, fiel mir jeder laufende Schritt recht schwer, trotzdem habe ich ab und an versucht, mich durch den Wald zu quälen – nicht immer zur Freude meiner Gelenke. Als mein Gewicht dann langsam herunterging, bin ich immer häufiger in meinen Joggingschuhen unterwegs gewesen. Je mehr ich gelaufen bin, desto mehr Freude brachte es mir. Allerdings muss auch ich zugeben, dass Laufen wirklich anstrengend ist und gerade die ersten Schritte, die ersten Kilometer mir auch heute noch nicht immer Freude bereiten. Anders ausgedrückt: An einigen Tagen ist es eine reine Qual.

Die gesundheitlich positiven Auswirkungen eines regelmäßigen Lauftrainings sind allerdings nicht zu unterschätzen. So versuchte ich mich in den vergangenen Jahren immer wieder zu motivieren, auch bei schlechtem Wetter oder schlechter Laune laufen zu gehen.

Vor einigen Jahren fing ich an, regelmäßig meinen Arbeitsweg von zu Hause in meine Praxis und zurück joggend zurückzulegen. „Run to Work“ heißt es so schön auf Neudeutsch und ist durch diese Namensgebung gleich doppelt so cool.

Nach einer vollen und anstrengenden Sprechstunde gab es für mich nichts Schöneres, als die 10 km nach Hause zu traben. Der ganze Stress des Tages konnte von mir abfallen und ich dafür als kleinen Bonus einen klaren Kopf gewinnen. Nun habe ich aber auch Glück, da meine Arztpraxis am Stadtrand liegt und mein Arbeitsweg fast nur über Wald- und Feldwege führt. Ein wahrer Luxus!

Je mehr ich meine normalen Strecken am Tag laufend zurückgelegt habe, umso einfacher fiel mir das Rennen. Ich lief auch quer durch Berlin zu beruflichen Terminen und um mich mit Freunden zu treffen. Häufig erntete ich unverständliche Blicke, wenn ich in Laufklamotten meinen normalen Alltag bewältigt habe – aber es war mir egal, so viel Freude hatte ich an dieser natürlichen Fortbewegungsform.

Im vergangenen Jahr, ich muss es zugeben, war ich nun etwas faul. Immer häufiger habe ich das Auto genommen statt zu laufen, nicht aber, ohne dass mir jedes Mal eine passende Ausrede eingefallen wäre: Das Wetter ist zu schlecht, mein Knie tut mir weh, ich brauche das Auto für einen wichtigen Termin, ein Schnupfen kündigt sich an, und, und, und.

Natürlich quittierte mein Körper die verminderte körperliche Bewegung in meinem Alltag mit einer leichten Gewichtszunahme. Aber auch diese redete ich mir schön: Dann sehe ich wenigstens nicht so ausgemergelt im Gesicht aus. Oh ja, das Leben kann so schön sein, wenn man es sich nur richtig schön redet.

Je weniger ich allerdings gelaufen bin, desto schwerer fiel es mir auch, meine Joggingschuhe anzuziehen und einige Kilometer einfach loszutraben, wie es früher oft so gut funktionierte. Na klar, dachte ich mir, das ist nun mal der nachlassende Trainingseffekt.

So weit, so gut. Das ist eine Geschichte, wie Sie sie wahrscheinlich schon tausendmal gehört haben. Warum sollte das Relevanz für Ihre Gewichtskontrolle haben? Aber ich glaube, dass genau diese Geschichte, meine Geschichte, Ihr Leben von Grund auf verändern kann. Vielleicht ist genau die Aussage, die hinter dieser Geschichte steht, der Schlüssel zu einer lebenslangen Gewichtskontrolle, der Schlüssel zur Lekutat-Methode.

Meine Laufgeschichte geht nämlich weiter. Vor einigen Wochen ist mir nämlich aufgefallen, dass ich mich wieder mal für den Berlin-Marathon angemeldet hatte. Diese Anmeldungen müssen immer sehr frühzeitig erfolgen, da es sonst keine Plätze mehr gibt. Und ich hatte in der Tat vergessen, dass ich mich bereits im vergangenen Jahr für diesen Lauf angemeldet hatte. Nun näherte sich der Termin und mir wurde bewusst, dass ich noch gar nicht genügend Trainingskilometer zurückgelegt hatte.

Wie eben schon geschrieben, war ich etwas faul geworden und jeder Lauf war für mich dementsprechend anstrengender. Ich fing also an, mich zu zwingen, meinen morgendlichen Weg zur Praxis wieder laufend zurückzulegen.

Was soll ich sagen: Erst war es natürlich eine Qual. Wenn ein schönes, warmes, kuscheliges Auto vor dem Haus wartet, mich nur mit der Kraft meines rechten Fußes auf dem Gaspedal in die Praxis zu kutschieren, benötigt man wirklich große Willenskraft, stattdessen bei Wind und Wetter durch den Wald zu rennen. Aber der drohende Marathon näherte sich und ich wollte mir schließlich nicht die Blöße geben, diesen Termin absagen zu müssen. Also rannte ich fast jeden Tag in die Praxis und zurück. Mein Trainingszustand verbesserte sich dadurch zunehmend.

Eines Morgens, als das Wetter wirklich nicht sehr angenehm – es war kalt und regnerisch – und ich außerdem sehr müde von den Dreharbeiten des Vortags war, machte meine Frau mir ein verführerisches Angebot: „Carsten“, sagte sie, „ich fahre dich in die Praxis. Es ist doch wirklich kein schöner Tag zum Rennen.“

Ich zögerte keine Sekunde und sagte: „Nein, auf keinen Fall, ich laufe!“

Über diese schnelle, tief aus mir kommende Antwort habe ich den ganzen Lauf nachgedacht. Warum konnte ich sofort dem verlockenden Angebot meiner Frau widerstehen? Warum wählte ich die unangenehme, nasse und unbequeme Waldrunde und nicht das warme, bequeme Auto? Allein aus meiner Marathon-Motivation und dem gestiegenen Trainingseffekt konnte meine Antwort nicht entstanden sein. Denn es war wirklich eine Antwort, die tief aus meinem Inneren kam. Da war eine feste Überzeugung in mir, dass ich laufe und nicht mit dem Auto fahren würde.

Während dieses Laufs, in leichter Dunkelheit, bei Nieselregen, mitten im Wald, kam mir eine Erkenntnis: „Ich laufe, weil ich Läufer bin.“

Ich laufe nicht etwa, weil ich gern laufe. Das tue ich auch. Aber ich laufe vor allem, weil ich Läufer bin. Das ist in mir eine tiefe Überzeugung und Teil meiner Persönlichkeit. Und das war so unerschütterlich in mir festgeschrieben, dass mich die

Bis Sie Gewohnheiten wirklich verändert haben, vergehen bis zu 254 Tage. Deswegen scheitern alle Crashdiäten.

Verlockungen einer warmen Autofahrt nicht verführen konnten.

Aber wie war das in der Zeit, in der ich mein Training vernachlässigt hatte? In der Zeit, in der ich häufiger faul auf dem Sofa saß? In dieser Zeit hatte ich tatsächlich nicht das Gefühl, ein Läufer zu sein. Ich bin zwar ab und an gerannt, das war aber nicht in meiner Persönlichkeit als Läufer verwurzelt. Und zu dieser Zeit konnten mich warme private und öffentliche Verkehrsmittel durchaus vom Joggen abhalten.

Während meines morgendlichen durchnässten Laufs durch den Wald überlegte ich also, wieso nun tief in meinem Inneren dieses Gefühl über meine Läufer-Persönlichkeit festgeschrieben war. Was hatte sich geändert? Wieso glaubte mein Gehirn plötzlich, dass ich Läufer sei? Und vor allem: Warum hatte mein Gehirn in der Zeit, als ich nicht täglich gelaufen bin, das vergessen?

Mit einem Mal wurde mir klar, dass mein Verhalten meine Persönlichkeit geprägt haben musste. Die täglichen, zunächst aufgezwungenen Läufe haben tief in mir die Erkenntnis eingebrannt, dass ich wohl ein Läufer sein musste. Wer täglich durch den Wald spurtet, muss ein Läufer sein – so glaubte es zumindest mein Gehirn.

Genauso, wie viele kleine Entscheidungen das Leben fast unmerklich prägen, prägen auch viele kleine Taten die Persönlichkeit. Und wenn man ein Läufer ist, nimmt man nicht das Auto, sondern läuft. Es ist wie eine selbsterfüllende Prophezeiung.

Die Entscheidung, auch bei schlechtem Wetter und ungemütlichen Umständen eine eigentlich unbequeme Entscheidung zu treffen, ist schwer mit reiner Motivation zu erklären. Dass mir die Entscheidung damals, die Turnschuhe anzuziehen und in den Wald zu rennen, leicht gefallen ist, ist nur dadurch zu erklären, dass sie integraler Bestandteil meiner Persönlichkeit geworden ist.

Aber im Wald ist mir noch mehr klargeworden. Auch mein persönlicher Gewichtsverlust und vor allem mein erfolgreiches Festhalten am Normalgewicht lassen sich nicht durch Motivation allein erklären. Selbst mein Normalgewicht muss inzwischen fester Bestandteil meines Persönlichkeitsempfindens geworden sein.

Und wenn ich wirklich darüber nachdenke, gibt es in mir eine Stimme, die mir sagt: „Carsten, du bist ein Mensch, der sich gesund ernährt und auf sein Gewicht achtet." Anders könnte ich wahrscheinlich die vielen Entbehrungen nicht ertragen, die sich natürlich auch mir in meinem Alltag stellen. Ich würde sonst zum Beispiel viel häufiger den Verlockungen der All-You-Can-Eat-Buffets in den Hotels dieser Welt verfallen und mein Gewicht würde sich erneut nach oben bewegen.

Das war nicht immer so. Zu den Zeiten, als ich noch übergewichtig war, gab es diese Stimme und dieses Gefühl zu mir selbst nicht. Aber wie hat sich diese Selbstwahrnehmung in meinem Gehirn gefestigt? Ich gehe davon aus, dass das ganz ähnlich geschehen ist, wie bei meiner Selbstwahrnehmung als Läufer. **Durch viele kleine Schritte der gesunden Ernährung und des aktiven Lebensstils, durch viele kleine einzelne Taten ist meine Persönlichkeit geprägt worden.** Und das war kaum

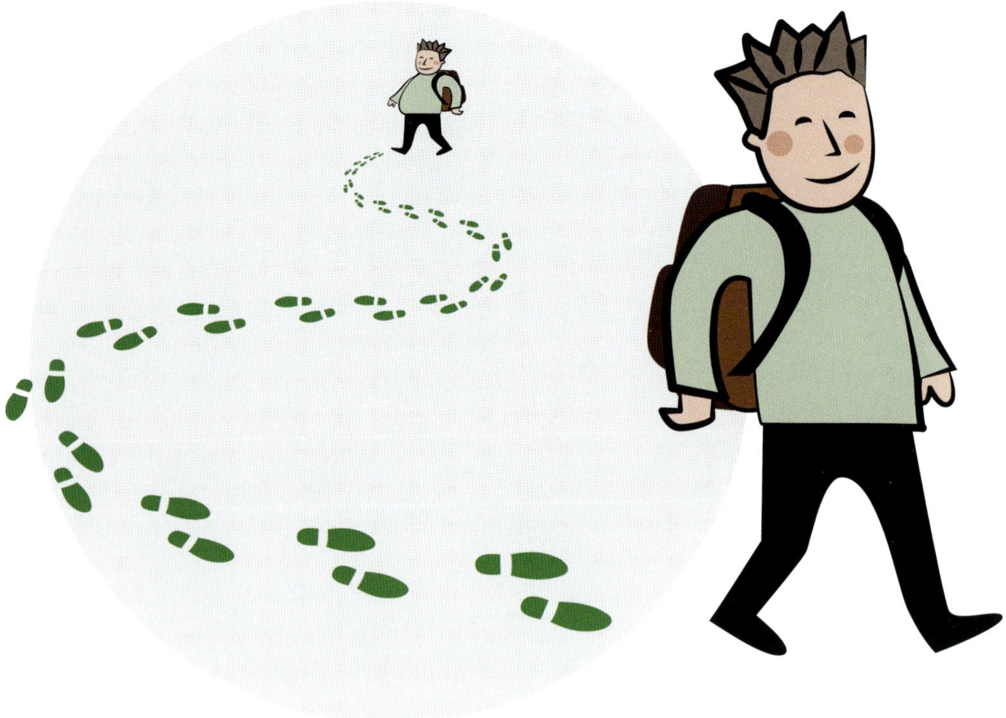

merklich und auch überhaupt nicht schmerzhaft. Jeder einzelne Schritt war einfach viel zu klein, um wahrgenommen zu werden, um wehzutun oder um eine Entbehrung zu spüren. Aber die Gesamtheit der einzelnen Entscheidungen führte letztlich zu einer Gestaltung meiner Persönlichkeit.

Im Englischen gibt es einen Begriff: „Fake it until you make it." Also: „Tue so als ob, bis du es schaffst." Ich würde sogar einen Schritt weitergehen und diesen Satz so formulieren: „Fake it until you become it." Was so viel heißt wie: „Tue so als ob, bis du es selbst wirst."

Anscheinend können wir unser Gehirn genau so tatsächlich überlisten. Diesen Trick verwendet die Medizin bereits im klinischen Alltag. In der Hypnose gibt es zum Beispiel eine Technik, mit der man sehr erfolgreich Patienten in Trance versetzen kann. Der Hypnotherapeut stellt dem Patienten eine einfache Aufgabe: „Schließen Sie Ihre Augen und tun Sie so, als ob Sie sie nicht mehr aufbekommen." Häufig schafft der Patient es daraufhin wirklich nicht mehr, seine Augen zu öffnen. Die tief empfundene Vorstellungskraft führt zu einer körperlichen Wahrheit. Und wichtig hierbei ist, dass die Aufgabe für den Patienten eine sehr kleine ist. Es ist einfach, seine Augen zu schließen und diese geschlossen zu halten. Wäre die Aufgabe des Therapeuten gewesen: „Schließen Sie Ihre Augen und fallen Sie in einen tiefen Schlaf", wäre diese Methode wahrscheinlich wirkungslos. Übrigens: Die Aufgabe ist nicht: „Schließen Sie Ihre Augen und bekommen Sie sie nicht mehr auf", sondern „Tun sie so als ob". Fake it!

Wir müssen es uns leicht machen, um uns selbst leicht zu machen. Viele kleine Schritte, die uns nicht wehtun und unserem normalen Alltag nicht im Weg stehen, führen letztlich zu einer Gestaltung der eigenen Persönlichkeit. Und wenn wir das immer wieder üben, werden uns all diese Schritte von ganz allein leicht fallen und es werden andere hinzukommen, die unserer neuen Persönlichkeit entsprechen.

Hin und wieder müssen wir prüfen, ob wir noch auf dem richtigen Weg sind, und vielleicht einige Justierungen vornehmen. **Aber es bleibt dabei: Kleine Schritte! Nur diese verändern über die Zeit unsere Selbstwahrnehmung.** Es ist nicht die schnelle Diät, die wir durchführen, um einige Kilogramm zu verlieren. Es ist nicht das Intervallfasten, das wir kurmäßig immer wieder durchstehen.

Unsere Persönlichkeit bestimmt unser Verhalten. Aber genau das funktioniert auch andersrum: Unser Verhalten bestimmt unsere Persönlichkeit. Und diese Chance müssen wir nutzen, wenn es darum geht, ein Leben lang mehr gesunde als krank machende Entscheidungen zu treffen.

Es ist nicht die Formula-Diät, die uns einige Kilogramm von der Hüfte schütteln soll. All diese Maßnahmen sind vielleicht sogar sinnvoll, um schnell einen Gewichtsverlust zu erzielen. Ich betrachte sie allerdings, auch in der Adipositassprechstunde meiner Praxis, als Interventionen. Also als zielgerichtete Eingriffe, die wie eine Therapie durchgeführt werden. Aber diese Interventionen sind nicht Bestandteil des Lebens, sondern Bestandteil der Therapie. Um das Leben langfristig zu verändern, benötigen wir quasi eine Umprogrammierung unserer Persönlichkeit.

Wir alle haben über Jahre durch kleine Mikroentscheidungen unsere Persönlichkeit geprägt. Nur leider waren wahrscheinlich viele dieser Entscheidungen nicht gesund für uns. Aber genauso einfach wie diese vielen nicht ganz so guten Entscheidungen unser Gehirn beeinflusst haben, ist es nun einfach, positive Einflüsse in unser Gehirn zu bringen: Unsere Persönlichkeit bestimmt unser Verhalten. Aber genau das funktioniert auch andersrum: Unser Verhalten bestimmt unsere Persönlichkeit. Und diese Chance müssen wir nutzen, wenn es darum geht, ein Leben lang mehr gesunde als krank machende Entscheidungen zu treffen.

Mein kalter, verregneter Lauf durch den Wald hat mir erklärt, wie ich es geschafft habe, über Jahre ein angemessenes Gewicht zu halten. Und das hat nur wenig mit verbrannten Kalorien und sportlichen Leistungen zu tun. Vielmehr ist mein tiefverwurzelter Glaube an einen gesunden Körper und die Möglichkeit, diesen Körper selbst zu gestalten, dafür verantwortlich. Durch meine kleinen Entscheidungen, die ich damals zu Beginn meiner Gewichtsabnahme getroffen habe, und die darauffolgende Gewichtsabnahme habe ich mir die Gewissheit geschaffen, dass ich in der Lage bin, große Teile meiner Gesundheit und meines Körpers selbst in der Hand zu haben. Dass ich, wenn auch bei Weitem nicht alles, zumindest vieles in meinem Leben selbst steuern kann, und dass es mir guttut.

Diese Erkenntnis hat sich tief in meinem Gehirn festgesetzt. Ich brauchte dafür keine Meditationsseminare, keine Motivationstrainer und keine Verhaltenstherapie. Ich brauchte lediglich das Einführen und das Wiederholen von kleinen, gesunden Entscheidungen in meinen Alltag. Und das führte von ganz allein zu einer nachhaltigen Veränderung meiner Gehirnstrukturen.

Kontrolle über das Essen zurückgewinnen

Es ist paradox, aber einerseits funktioniert Selbstdisziplin nicht dauerhaft, wir benötigen aber genau diese, um all die Mikroentscheidungen in unser Leben einzubringen, die wir zur Veränderung unserer Persönlichkeit brauchen.

Aber letztlich steckt auch sehr viel Versöhnliches und Beruhigendes in dieser Aussage. Sie müssen sich nicht ein Leben lang quälen, um Ihr Wunschgewicht zu halten. Es wird Ihnen leicht fallen, da es ganz automatisch Teil Ihrer Persönlichkeit wird. Die Selbstdisziplin von heute führt zur selbsterfüllten Prophezeiung in der Zukunft.

Wir müssen allerdings eine Möglichkeit finden, uns die gesunden Entscheidungen so einfach wie möglich zu machen, damit die Selbstdisziplin auch in der Übungsphase nicht allzu schwierig wird, da wir sonst die unangenehmen und schwierigen Entscheidungen und Verhaltensweisen nicht durchführen werden.

Im zweiten Teil dieses Buches konzentrieren wir uns daher auf zauberhafte Rezepte, die einfach zuzubereiten und wahrscheinlich in der Lage sind, viele Ihrer alten Ernährungsgewohnheiten zu löschen und gegen gesunde Formen zu ersetzen. Sie benötigen hierfür nur wenig Selbstdisziplin, führen allerdings wichtige Mikroentscheidungen in Ihr Leben ein, die dann Teil Ihrer neuen Persönlichkeit werden.

Es ist also sinnvoll, die Rezepte des zweiten Teils dieses Buches nicht lediglich hin und wieder zu versuchen, sondern als einen festen Bestandteil Ihres neuen Lebens zu betrachten. Das ist kein typisches Kochbuch, aus dem man sich mal ein Gericht heraussucht, weil es so gut schmeckt, und dann seine alte Ernährung fortführt. Dieses Buch soll ein Leitfaden sein und Sie lange begleiten.

Die gute Nachricht ist: Wenn Sie nach und nach positive kleine Verhaltensweisen in Ihr Leben eingeführt haben, werden die kleinen Sünden des Alltags unerheblich. Es ist doch völlig egal, ob Sie ab und an in ein Fast-Food-Restaurant gehen. „Ab und an“ ist nicht Bestandteil Ihrer Persönlichkeit, obwohl ich mir vorstellen kann, dass Sie im Lauf der Zeit die Lust daran verlieren werden. Einfach, weil ein Fast-Food-Restaurant nicht mehr zu Ihrer Persönlichkeit passen wird.

Beginnen Sie mit dem Austausch von Lebensmitteln! Unsere Rezepte geben tolle Ideen, wie das im Alltag gelingen kann. Verändern Sie nur wenig in Ihrem Leben, das aber kontinuierlich.

Allerdings wird es auch Momente geben, in denen Sie keine Lust auf eine ausgewogene und gesunde Ernährung haben. Momente, in denen Sie gern alles hinschmeißen und in Ihr altes Verhalten zurückfallen möchten. Diese Momente sind normal! Und es gibt glücklicherweise eine hervorragende Strategie, mit ihnen umzugehen.

Lassen Sie mich nochmals etwas abschweifen, um Ihnen den Umgang mit diesen Momenten nahebringen zu können. Sicherlich kennen Sie verschiedene Entspannungsmethoden, zum Beispiel autogenes Training. Um sich zu entspannen, möge man sich dabei vorstellen, ein Körperteil – beispielsweise der Arm – sei schwer und entspannt. Häufig geht diese Vorstellung tatsächlich mit einem Gefühl der Schwere und Entspannung einher.

Der Schlüssel zu vielem, auch zum Abnehmen, liegt in der ganz einfachen Erkenntnis, dass unsere Gefühle und Gedanken nicht wir selbst sind. Unsere Gedanken sind nicht wir und wir sind nicht unsere Gedanken. Wer das einmal richtig verinnerlicht, kann einem plötzlich vermeintlich unkontrollierbaren Drang widerstehen.

So weit, so gut. Aber auch wenn das autogene Training sicherlich eine gute Methode zur körperlichen und geistigen Entspannung darstellt, gibt es doch einen Weg, der noch erfolgreicher Spannungen lösen kann: die Achtsamkeitsmeditation.

Achtsamkeit ist zurzeit ein großer Trend in der Psychologie und der Medizin und ich denke, auch zu Recht. Dieses Buch ist kein Meditationskurs und ich möchte Sie auch nicht zu neuen spirituellen Erfahrungen anregen. Aber die sogenannte Achtsamkeit ist tatsächlich eine hervorragende Möglichkeit, mit verschiedenen Spannungssituationen im Leben umzugehen, inklusive der Spannungssituationen, die mit unserer Ernährung einhergehen.

Letztendlich hat sich in der Wissenschaft die Erkenntnis durchgesetzt, dass die Vorstellung, sich zu entspannen – zum Beispiel durch die Vorstellung einer Schwere in den Gliedmaßen – zwar funktioniert, die bloße Beobachtung einer Anspannung allerdings noch erfolgreicher sein kann. Man muss sich das mal auf der Zunge zergehen lassen: Die bloße Beobachtung der Anspannung, ohne diese beeinflussen zu wollen, ist in der Lage, für eine Entspannung zu sorgen.

Ich weiß, das klingt jetzt vielleicht seltsam. Aber stellen wir uns mal folgende Situation vor, die wahrscheinlich jeder von uns kennt:

Sie liegen abends im Bett und möchten gern einschlafen. Leider gehen Ihnen immer wieder störende Gedanken im Kopf herum. Nun könnten Sie versuchen, diese Gedanken zu verdrängen, um Ruhe zu finden. Vielleicht haben Sie auch ein Mantra, das Sie immer wieder aufsagen, etwa: „Ich bin ruhig und entspannt.“ Vielleicht zählen Sie auch Schäfchen, um sich abzulenken.

Vielleicht sollten Sie es in so einer Situation das nächste Mal allerdings mit Achtsamkeit versuchen: Der unliebsame Gedanke kommt, Sie nehmen ihn wahr, versuchen aber, ihn nicht als Teil Ihrer eigenen Persönlichkeit zu betrachten, sondern als das, was er ist: bloß ein Gedanke. Und dann dürfen Sie ihn, ohne dass er Sie berührt hat, wieder gehen lassen. Ganz schön schwierig, oder?

Die Beobachtung der Anspannung führt automatisch zu einer Entspannung. Sie müssen eigentlich gar nichts dafür tun. **Und genau das ist die Essenz der Achtsamkeit: zu beobachten, ohne zu werten.**

Ein Kerngedanke der Achtsamkeit ist, dass unsere Gefühle und Gedanken nicht wir selbst sind. Unsere Gedanken sind nicht wir und wir sind nicht unsere Gedanken.

Früher glaubte man, das Denken wäre ein sehr aktiver Vorgang. Wenn man zum Beispiel abends im Bett liegt und anfängt zu grübeln, so dachte man, würde man seine Gedanken aktiv denken und lenken. Heute geht man eher davon aus, dass die Gedanken aus unserem Unbewussten entspringen und von dort unserem Bewusstsein dargeboten werden.

Man kann das vielleicht mit einem einfachen alltäglichen Beispiel vergleichen. Wenn Sie zum Beispiel in einem Kino sitzen, um sich einen Film anzuschauen, wissen Sie jederzeit, dass Sie in einem Kino sitzen und gerade diesen Film schauen. Zu keinem Zeitpunkt denken Sie, Sie seien Teil der

Vorführung. Trotzdem kann der Kinofilm Sie emotional berühren. Er kann Ihnen Tränen in die Augen treiben, Sie wütend machen oder Sie zum Lachen bringen. Aber auch wenn der Film Sie emotional bewegt, wissen Sie jederzeit, dass es sich um einen Film handelt und nicht um Sie selbst oder Ihre Persönlichkeit. Sie können Popcorn knabbern und den Film schauen und trotzdem die Emotionen genießen.

Mit unseren Gedanken scheint es ähnlich zu sein, nur dass wir uns mit ihnen deutlich mehr verbunden fühlen. Auch unsere Gedanken werden uns eher wie ein Film vorgeführt, als dass sie tatsächlich unserem Bewusstsein entspringen würden. Aber wer spielt diesen Film ab? Die Antwort ist so einfach wie überraschend: unser Unterbewusstsein.

Unser Unterbewusstsein passt in unserem Leben gut auf uns auf. Viele Aufgaben werden, auch ohne dass wir darüber aktiv nachdenken müssten, von ihm übernommen. Gerade unsere Grundbedürfnisse werden bereits von verschiedenen Ebenen unseres Unterbewusstseins ausgehandelt, bevor sie uns bewusst werden. Das Unterbewusstsein sorgt zum Beispiel dafür, dass wir innerhalb unserer sozialen Gruppe Anerkennung finden, unsere Gene weitergeben können und immer genug zu essen und zu trinken bekommen. Es hilft uns dabei, einen richtigen Partner zu finden und unsere Feinde als solche zu erkennen.

Viele Ängste, Wünsche, Hoffnungen und Sorgen werden bereits auf der Ebene des Unterbewusstseins ausgehandelt und gelangen nur teilweise an die Oberfläche des Bewusstseins. Und so kann es sein, dass, wenn Sie abends im Bett liegen, eine Gedankenblase aus dem Unterbewussten in Ihr Bewusstsein aufsteigt. Diese Gedankenblase ist dann mit dem Film auf der Kinoleinwand vergleichbar. Sie haben vielleicht das Gefühl, Sie hätten diesen Gedanken gerade aktiv gedacht, in Wirklichkeit ist es allerdings eine passive Betrachtung dessen, was tiefere Hirnstrukturen ausgeheckt haben.

Genauso, wie Sie einen Film wahrnehmen, sich von ihm aber abwenden können, könnten Sie nun abends beim Einschlafen die aufkommenden Gedankenblasen betrachten. Sicherlich stehen positive Absichten hinter diesem Gedanken, denn das Unterbewusstsein möchte gut auf Sie aufpassen. Sie dürfen dankbar dafür sein. Aber es sind Gedanken, die nicht unbedingt zu dieser Zeit oder an diesem Ort notwendig sind. Dementsprechend dürfen Sie die Gedanken zunächst wahrnehmen, sich von ihnen aber unberührt fühlen und sie wieder gehen lassen. Das ist Achtsamkeit. **Versuchen Sie nicht, diese Gedanken zu unterdrücken, es wird Ihnen nicht gelingen, denn sie kommen immer wieder.**

Wie ein Wissenschaftler könnten Sie aber analysieren, welcher Wunsch, welche Sorge oder welche Angst tatsächlich hinter dem Gedanken steckt. Das muss aber nicht beim Einschlafen passieren, sondern darf durchaus zu einem anderen Zeitpunkt nachgeholt werden, zum Beispiel bei einem langen Spaziergang am Tag.

Was beim Einschlafen passiert, das geschieht auch häufig im Laufe des wachen Tages. Selbst viele

Warum stehen wir plötzlich am Kühlschrank und möchten den Schokoladenpudding essen? Ist es wirklich Hunger?

Süchte oder Verhaltensweisen sind von Gedankenblasen unseres Unterbewusstseins geprägt.

Und hier schließt sich der Kreis zu unserem Essverhalten. Warum stehen wir plötzlich am Kühlschrank und möchten den Schokoladenpudding essen? Ist es wirklich Hunger? Und wenn ja: Ist es Bauch- oder Kopfhunger? Und vor allem: Welche Gedankenblase führte uns zum Pudding und welche wichtige Aufgabe unseres Unterbewusstseins hat diese Gedankenblase erzeugt?

Auch wenn wir diese Fragen nicht beantworten können, ist es sinnvoll, den Wunsch nach Pudding als solchen stehen zu lassen, zu betrachten und zu erkennen, dass er nicht Teil der eigenen Persönlichkeit ist, um ihn dann gehen zu lassen.

Wir können auch versuchen, ihn zu analysieren, oder die Analyse auf einen späteren Zeitpunkt verschieben. Den Gedanken unterdrücken zu wollen, wird allerdings Schuldgefühle in uns hervorrufen. Und die Unterdrückung der Gedanken, die uns ursprünglich an den Kühlschrank zum Pudding geführt haben, die aus tiefen evolutionären Strukturen entstanden sind, wird diese uns wie einen Film vorgeführten Gedankenblasen nicht löschen können.

Was ist also die Lösung des Problems? Sie wissen es schon: Achtsamkeit! Lediglich die Betrachtung der Situation und die Ablösung von dieser wird über längere Zeit hinweg unser Verhalten verändern können.

Wichtig ist allerdings, dass wir uns in Achtsamkeit trainieren, und zwar am besten in Situationen, in denen wir weder gestresst noch belastet sind. Wenn wir erst mal am Kühlschrank stehen, die Torte fest im Blick, wird es den meisten von uns schwerfallen, die aufkommenden Gedanken und Gefühle nur zu beobachten und ihnen nicht nachzugeben. Daher ist es sinnvoll, Achtsamkeit in weniger belastenden Situationen zu üben. Achtsamkeit lässt sich hervorragend im normalen Alltag üben, zum Beispiel bei einem Spaziergang.

Eine Übung, die ich meinen Patienten empfehle, ist das achtsame Beobachten von Steinen. Nun mag es etwas seltsam und vielleicht sogar esoterisch klingen, Steine zu beobachten, denn normalerweise liegen die einfach nur rum und im Gegensatz zu Tieren sind sie auch nicht sonderlich putzig anzuschauen. Sie werden aber überrascht sein, welche Facetten ein Stein hat, wenn man ihn nur richtig betrachtet und ihm ein wenig Raum in der Aufmerksamkeit gibt. Bei Ihrem nächsten Spaziergang sammeln Sie einfach einige Steine. Dann setzen Sie sich hin und nehmen sich etwas Zeit, die Steine ganz genau zu betrachten. Nehmen Sie wahr, dass jeder Stein – wirklich jeder – unterschiedlich ist. Fahren Sie mit den Fingern über die Oberfläche und nehmen Sie wahr, ob sie rau oder glatt ist. Vielleicht hat der Stein auch Erhebungen oder Einkerbungen, die Sie zunächst gar nicht gesehen hatten. Riechen Sie am Stein. Duftet er nach Erde oder Kalk? Oder hat er gar keinen eigenen Geruch? Vergleichen Sie die Steine miteinander. Vielleicht finden Sie einen Stein, der Ihnen besonders gut gefällt. Vielleicht, weil er eine besonders ansprechende Form oder Farbe hat oder besonders gut riecht. Nehmen Sie ihn fest in die Hand und beobachten Sie, wie sich seine Temperatur dadurch ändert. Vielleicht wollen Sie genau diesen Stein mit nach Hause nehmen, die anderen Steine legen Sie zurück auf den Weg. Aber machen Sie auch das voller Achtsamkeit, zum Beispiel indem Sie das Muster beobachten, das die Steine auf dem Weg nun bilden.

Den Stein, den Sie mit nach Hause nehmen, können Sie in den folgenden Tagen immer wieder herausholen und neu achtsam betrachten und befühlen. Was löst der Stein in Ihnen aus? Vielleicht eine Erinnerung an den Spaziergang? Oder lässt er Sie ohne ein besonderes Gefühl zurück? Das Interessante an der Achtsamkeit ist, dass sie uns dabei hilft, ganz in der Realität anzukommen. Es ist nur wichtig, was gerade ist – nicht die Vergangenheit und nicht die Zukunft. Vielleicht hilft Ihnen der mitgenommene Stein im Alltag, sich genau daran zu erinnern. Ich habe genau so einen Stein bei mir am Kühlschrank liegen und nehme ihn gern in die Hand, wenn ich wieder mal vor dem Kühlschrank stehe und auf die Torte starre.

Machen Sie sich bitte keine Vorwürfe, wenn Ihnen das nicht sofort gelingt. Es wird lange dauern und wir alle werden niemals perfekt darin sein. Aber trotzdem sollten wir genau diesen Ansatz hin und wieder versuchen. Bei kleinen Gedankenblasen, Schritt für Schritt, mit kleinen Veränderungen in unserem Leben. Und wie bereits beschrieben, wird sich dadurch Ihre Persönlichkeit verändern und sich Ihr Essverhalten anpassen.

Was bedeutet das konkret? Ganz einfach: Wenn Sie das nächste Mal vor dem Kühlschrank stehen, weil ein innerer Antrieb Sie dorthin geführt hat, halten Sie einen kleinen Moment inne. Bevor Sie den Pudding oder das Stück Torte herausnehmen, freuen Sie sich, dass Sie in der Lage waren, den automatischen Ablauf, der in der Vergangenheit zu einer übermäßigen Kalorienaufnahme geführt hat, zu unterbrechen.

Vielleicht wird Ihnen in diesem Moment schon ganz automatisch klar, welche Gedankenblase Sie an den Kühlschrank geführt hat. Brauchten Sie Liebe und Zuneigung? Wollten Sie sich belohnen? Oder hatten Sie wirklich Durst oder Hunger?

Jetzt ist kein Zeitpunkt für Schuldgefühle und auch kein Zeitpunkt für aktives Unterdrücken von Wünschen. Atmen Sie zweimal tief durch und beobachten Sie Ihre Gedankenblasen und Gefühle. Ertragen Sie sie für einen Moment. Nicht jedem Gefühl muss man gleich nachgeben. Achten Sie darauf, ob die Emotionen in Ihnen allein durch die Wahrnehmung vielleicht schon kleiner werden. Oder werden sie größer? Noch einmal: Es ist kein Zeitpunkt für Schuldgefühle oder Gefühle über Ihre Gefühle. Sie sollen einfach nur wahrnehmen, was da ist, und es wie ein Wissenschaftler ganz neutral betrachten.

Wahrscheinlich gelingt Ihnen das nicht beim ersten Mal. Oder beim zweiten Mal. Oder beim 500. Mal. Das ist aber egal, denn Sie haben wieder einen kleinen Schritt, eine kleine Entscheidung in Ihr Leben eingeführt, die Ihre Persönlichkeit bilden wird. Und vielleicht werden die Gedankenblasen beim nächsten Mal etwas weniger Macht über Ihr Verhalten haben.

Warum ein Projektpate sinnvoll sein kann

Wir Menschen sind soziale Wesen und legen daher viel Wert auf die Meinung anderer. Daher kann es sein, dass all Ihre Bestrebungen für ein gesünderes Leben durch Ihr Umfeld zunichte gemacht werden.

Deshalb hat es sich als äußerst hilfreich erwiesen, wenn man sich **bereits zu Beginn der Lebensstilveränderung Partner sucht, mit denen man das neue Leben gemeinsam feiern kann. Menschen, die verstehen, was man macht und warum man es macht.**

In verschiedenen Selbsthilfegruppen, nicht nur bei Übergewichtigen, werden diese Menschen als „Sponsoren" bezeichnet. Man kann sie aber auch „Projektpaten" nennen. Wichtig ist hierbei allerdings, dass Ihr Projektpate nicht auf die Gewichtsabnahme beschränkt bleibt, sondern er Sie auch anschließend begleiten wird.

Auf jeden Fall ist es sinnvoll, sich Menschen zu suchen, mit denen Sie diesen Weg gemeinsam gehen können. Das müssen nicht Menschen aus Ihrer näheren Umgebung oder aus der Familie sein. Auch Menschen mit ähnlichen Problemen, wie man sie zum Beispiel in Selbsthilfegruppen finden würde, wären geeignet.

Häufig ist es sogar geschickter, keine Familienangehörigen oder Freunde mit dieser Rolle zu betrauen, da hier zu viele emotionale Verbindungen bestehen. Die Menschen, die uns lieben und uns nahestehen, haben häufig ganz eigene Interessen, auch wenn diese nicht bewusst von ihnen verfolgt werden. Wie häufig haben sich in festen Partnerschaften Verhaltensweisen eingeschlichen, die sich rund ums Essen drehen: die gemeinsame, wohlige Zeit am Essenstisch oder die gemeinsame Freude an leckeren Mahlzeiten. Wenn einer der Partner nun aus diesen Verabredungen aussteigt, kann es innerhalb der Beziehung ganz schöne Schwierigkeiten geben.

Ich empfehle deshalb immer, sich einen neutralen Partner zu suchen. Eine Möglichkeit wäre zum Beispiel, Ihren Hausarzt zu fragen, ob er andere Patienten kennt, die gerade versuchen, Gewicht zu verlieren. Vielleicht kann Ihr Arzt einen Kontakt herstellen. Auch ein Aufruf in der lokalen Facebook-Gruppe oder ein Zettel am schwarzen Brett des lokalen Supermarkts könnte Ihnen helfen, Gleichgesinnte zu finden.

Um Ihnen die Suche nach einem Sponsor-Partner zu erleichtern, habe ich auf der Website www.lekutat-methode.de eine Art soziale Kontaktbörse eingerichtet.

Sie können sich selbst als Sponsor-Partner anbieten und finden Gleichgesinnte. Weder Sie noch Ihr Sponsor müssen bereits erfolgreich abgenommen haben. Es reicht völlig aus, dass Sie den Plan haben, Ihr Leben verändern zu wollen. Der Sponsor ist weder Lehrer, noch ist er Schüler. Er ist einfach nur Begleiter.

Übrigens: Die Sponsorschaft funktioniert auch, wenn man sie nur telefonisch oder über neue Medien, zum Beispiel E-Mail, betreibt. Sie funktioniert sogar, wenn man dabei anonym bleibt. Sie müssen sich nicht persönlich kennen und Sie müssen Ihren Sponsor nicht persönlich treffen. Der regelmäßige Austausch, in welcher Form auch immer, reicht völlig aus.

Einfach anfangen. Heute.

Das Gute an der Methode der kleinen Schritte ist, dass man jederzeit damit anfangen kann. Man braucht keine wesentlichen Vorbereitungen, muss die Diät nicht in eine bestimmte Jahreszeit schieben und muss keine Termine mit anderen Menschen verabreden.

Sie können und sollten bereits heute anfangen, Ihr Leben in kleinen Schritten zu verändern. Suchen Sie sich doch vielleicht aus dem zweiten Teil des Buches ein Gericht heraus, das Sie besonders ansprechend finden. Dann kaufen Sie die Zutaten und los geht es. Schritt für Schritt können dann weitere Veränderungen im Leben dazukommen. Die Suche nach einem Projektpaten, der Besuch beim Hausarzt zur Überprüfung der Blutwerte und der allgemeinen Gesundheit, vielleicht sogar die Mitgliedschaft in einem Sportverein … Was Sie in Ihr Leben einführen möchten, bestimmen nur Sie selbst.

Für mich war damals der Kauf eines Blitzhackers eine bahnbrechende Veränderung meines Ernährungsverhaltens. Dieses kleine Gerät hat viel in meiner Ernährung verändern können. Jeder von uns weiß, dass Gemüse gut für uns ist. Es enthält nur wenige Kalorien, aber eine Vielzahl unterschiedlicher Pflanzenbestandteile und Ballaststoffe. Es sättigt uns und führt uns gleichzeitig Nährstoffe zu. Allerdings haben wir heutzutage häufig verlernt, wie man Gemüse schmackhaft zubereiten kann. Und ich bin der Meinung, Gemüse ist mehr als nur eine Beilage zum „richtigen" Essen. Der Blitzhacker hat meine Sicht auf Gemüse grundlegend verändert. Heute esse ich nicht nur Gemüse, sondern Gemüsekonfetti. Die Vorzüge sind wirklich beeindruckend: Die Zubereitungszeit der winzigen Gemüsestückchen sinkt auf 1 oder 2 Minuten, ich kann Schalen und Stiele nach dem Waschen einfach mitverarbeiten, ich habe keine Reste mehr, weil man die meisten Gemüsearten einfach mischen kann, was einfach auch zu viel mehr Abwechslung führt. Früher hätte ich niemals drei Gemüsesorten in einer Mahlzeit verarbeitet. Gesunde frische Kräuter wie Minze, Estragon, Rosmarin, Thymian und Petersilie und Knoblauch füge ich einfach nach Lust oder nach Rezept dazu.

Meinen ersten Blitzhacker habe ich ausgetauscht, ich hatte ihn mit Kurkuma und Roter Bete verfärbt. Der zweite ist jetzt größer (1 Liter Fassungsvermögen) und aus Glas, verfärbt also nicht. In nur 2 Sekunden sind jetzt beachtliche Mengen Gemüse zu Konfetti verarbeitet, was sich dann oft in 1 oder 2 Minuten garen lässt. Mit etwas gutem Öl oder Butter, Salz und Pfeffer ersetzt es jetzt zum Beispiel die große Portion Reis auf dem Teller. Oder ich mische eine kleine Kartoffel mit passendem Gemüse wie zum Beispiel Petersilienwurzel oder Pastinake, wo ich früher sicher vier große Kartoffeln gegessen hätte.

Der Blitzhacker ermöglichte mir so, viele Lebensmittel, die kalorienreich und nährstoffarm waren, gegen Gemüse auszutauschen und jede Menge Zeit zu sparen. Und eine Grundregel der gesunden Ernährung lautet: Ernähre dich kalorienarm und nährstoffreich – alles das, was Gemüse schafft.

Aber ich habe für Sie auch Gerichte ausgesucht, die ohne einen Blitzhacker auskommen. Schauen

Das Gute an der Methode der kleinen Schritte ist, dass man jederzeit damit anfangen kann. Man braucht keine wesentlichen Vorbereitungen.

Sie doch mal, ob Sie nicht Ihre Lieblingsspeise im folgenden Rezeptteil wiederfinden. Und vielleicht bereiten wir sie ein wenig anders zu, als Sie das kennen. Ich würde mir wünschen, wenn Sie uns eine Chance geben. Versuchen Sie doch mal unsere Zubereitungsform. Vielleicht schaffen wir es ja sogar, Sie noch ein wenig zu überraschen.

Da wir Menschen soziale Wesen sind, haben wir auch einige Gerichte dabei, die Sie gemeinsam mit oder für Freunde und Familie zubereiten können. Festtage und Feiern sollen schließlich nicht zu kurz kommen. Und natürlich dürfen wir an besonderen Tagen auch über die Stränge schlagen. Aber denken Sie daran: Letztendlich wollen Sie ein Mensch werden, der sich gesund ernährt. Und das soll tief in Ihre Persönlichkeit eingebrannt sein. Wahrscheinlich haben Sie nach einiger Zeit überhaupt keine Lust mehr auf Nahrung, die Ihnen nicht guttut. Deshalb finden Sie auch Festtagsgerichte im Rezeptteil.

Mein Lieblingsteil ist sicherlich der Bereich, in dem Nachtische und Desserts beschrieben werden. Eine Hauptmahlzeit ist für mich häufig nicht abgeschlossen, wenn sie nicht mit etwas kleinem Süßen endet. Häufig erwische ich mich dabei, dass ich bei der Hauptmahlzeit einfach immer weiter esse und mich frage: „Warum tust du das?“ Irgendwann habe ich gemerkt, dass mir einfach das richtige Stopp-Signal fehlt. Dass ich eigentlich gar nicht weiteressen will, sondern nur endlich ein kleines Stück Schokolade haben möchte. Diese Funktion wird bei mir gut durch ein Dessert eingeleitet und ich fühle mich dann meistens rundum wohl.

Vergessen Sie bei Ihren neuen kleinen Schritten aber nicht die Getränke. Häufig führen wir uns im Laufe des Tages leere, unnötige Kalorien zu, weil wir an Softdrinks oder Fruchtsäfte oder auch alkoholische Getränke gewöhnt sind. Auch diese können Sie Schritt für Schritt gegen gesunde Alternativen ersetzen. Bei mir persönlich half hier allerdings nicht der kleine Schritt, sondern die Radikalkur. Zu sehr war ich an die Stimulation meiner Süßrezeptoren gewöhnt, als dass ich langsam von diesen Getränken weggekommen wäre. Wie ein Süchtiger musste ich mich persönlich schnell entwöhnen und meine Süßrezeptoren wieder normalisieren. Heute trinke ich fast nur noch Wasser anstelle von Softdrinks. In das Wasser schmeiße ich allerdings gern Kräuter oder ab und zu ein paar Beeren. Neudeutsch heißt das dann „Infused Water“ und ist wirklich eine sehr erfrischende Angelegenheit. Besonders eignen sich gefrorene Beeren, da sie das Wasser außerdem kühlen und einfach in der Gefriertruhe haltbar sind. In unserem Kühlschrank befindet sich immer eine Flasche Infused Water und ich bin sehr stolz darauf, dass meine Kinder genau zu dieser Flasche greifen und nicht zur Cola.

Ich weiß, eine Lebensstilveränderung ist schwierig. Aber es ist dennoch etwas unheimlich Spannendes und Befriedigendes. Die Erfahrung, große Teile seines Lebens in der eigenen Hand zu haben und nicht fremdgesteuert einem unvermeidlichen Schicksal entgegenzulaufen, ist Gold wert. Und durch einen gesunden Lebensstil lässt sich wirklich sehr viel gewinnen.

Der wesentliche Vorteil der kleinen Schritte: Sie sind zu schaffen! Jeder kann sie schaffen!

In meiner Praxis bin ich immer wieder erstaunt, wie viele Erkrankungen die Folge davon sind, wie wir unser Leben gestalten. Diabetes, Bluthochdruck, Herzinfarkt, Schlaganfall, Osteoporose, Depressionen, einige Tumorarten sind nur Beispiele für schwerwiegende gesundheitliche Probleme, die wir in ihrer Wahrscheinlichkeit des Auftretens selbst in der Hand haben. Ich erkläre meinen Patienten immer, dass es letztendlich nur drei Ursachen für Krankheiten gibt. Und jede dieser Ursachen beginnt mit dem Buchstaben V.

Das **erste V steht für Vererbung.** Unsere Vorfahren haben uns eine Vielzahl von Genen mitgegeben, die große Teile unseres Lebens, unseres Verhaltens und unserer Wahrnehmung, aber auch unseren Körper steuern. Für diese Vererbung können wir nichts, wir müssen sie quasi hinnehmen.

Das **zweite V steht für Verhalten.** Hier befindet sich die Stellschraube, an der wir selbst für unsere Gesundheit drehen können. Durch unser Verhalten sind wir sogar in der Lage, Gene ein- und auszuschalten, also indirekt doch unsere Vererbung im Nachhinein zu beeinflussen. Und wie wir oben bereits besprochen hatten, verändert unser Verhalten auch unsere Persönlichkeit. Es kann entscheidend dafür sein, ob wir ein kranker oder ein gesunder Mensch sind.

Das **letzte V steht für verdammtes Pech.** Es gibt Sachen, die einfach außerhalb unserer Macht liegen. Wir können uns noch so gesund verhalten, noch so gute Gene haben, trotzdem kann uns eine Krankheit ereilen. Aber diese Unplanbarkeit sollte uns nicht davon abhalten, durch unsere eigene Persönlichkeit und unser Verhalten unsere Chancen auf ein gesundes Leben zu verbessern. Gesundheit und Krankheit ist immer ein Spiel mit den Wahrscheinlichkeiten, niemals mit Gewissheiten. Und natürlich finden wir den fettiges Fleisch essenden Kettenraucher, der sich im Leben nicht mehr bewegt als zwischen Couch und Kühlschrank und dennoch 90 Jahre alt geworden ist. Und wir finden auch den Vorzeigevegetarier, der viermal die Woche ins Fitnessstudio geht, regelmäßig meditiert und trotzdem mit 40 Jahren dahingerafft wird. Wir dürfen aber nicht vergessen: Es handelt sich hierbei um Wahrscheinlichkeiten. Auch wenn es sehr unwahrscheinlich ist, im Lotto zu gewinnen, gibt es immer wieder den einen oder anderen Lottomillionär. Trotzdem sollten Sie nicht Ihre Altersvorsorge auf einen Lottogewinn bauen.

Jeden Tag treffe ich in meiner Praxis Patienten, mit denen ich über die Blutergebnisse von Vorsorgeuntersuchungen reden darf. Und hier treffe ich die unterschiedlichsten Menschen und freue mich immer, wie vielfältig wir alle eigentlich sind. Für den einen ist ein erhöhter Cholesterinwert ein Weltuntergang, für den anderen völlig ohne subjektive Bedeutung. In meiner Sprechstunde ist es mir wichtig, mit dem Patienten gemeinsam herauszufinden, wie die persönlichen Wertigkeiten im Leben sind.

Ich bin immer wieder überrascht, dass es viele Menschen gibt, denen es letztendlich egal zu sein scheint, wie alt sie später einmal werden. Eine lebensverlängernde Wirkung von gesundem Verhalten ist nicht für jeden eine Motivation. Allerdings sind sich fast alle in einem einig: Keiner möchte gern in einem Pflegeheim das Ende seiner Tage verbringen. Aber genau darin besteht das Problem vieler Erkrankungen, die durch einen nicht optimalen Lebensstil hervorgerufen werden. Es ist vielleicht gar nicht der frühe Tod. Der kann durch die moderne Medizin heutzutage häufig herausgezögert werden. Es ist vielmehr die Einschränkung der Lebensqualität bis hin zur Behinderung, die mir als Arzt Sorgen macht, wenn ich schädigendes Verhalten bei meinen Patienten erleben muss.

Was glauben Sie, was ich meinen Patienten rate, wenn ich in einer Vorsorgeuntersuchung folgende Befunde erhebe: erhöhter Cholesterinspiegel, ungünstiges Verhältnis zwischen schlechtem LDL-Cholesterin und gutem HDL-Cholesterin, erhöhter Blutzucker, erhöhter Blutdruck, Übergewicht, beginnende Verkalkung der Halsarterien und eine Verfettung des Lebergewebes?

Meine Studenten beraten dann häufig so: Nehmen Sie einen Cholesterinsenker, dieses Medikament gegen Diabetes, diese Pille gegen Bluthochdruck, machen Sie mehr Sport, nehmen Sie täglich eine Aspirin und essen Sie weniger.

Alles richtig. Das ist eine Behandlung gemäß geltender Leitlinie.

Und? Glauben Sie, der Patient wird das tun? Und zwar auch regelmäßig?

Meine Erfahrung ist leider eine andere. Je mehr Aufgaben wir den Menschen auf einmal geben, je mehr wir versuchen, ihr Leben herumzureißen, desto weniger wird geschehen. Vielleicht kennen Sie diese Situationen von Gesprächen im engeren Familienkreis. Haben Sie schon mal versucht, einen Angehörigen zu einem anderen Lebensstil zu überreden? Es ist eine sehr schwere Aufgabe!

In meiner Sprechstunde helfen mir aber auch hier die kleinen Schritte. Was sich über Jahrzehnte angesammelt hat, müssen wir nicht innerhalb weniger Tage lösen. Ich versuche, mit dem Patienten eine gemeinsame Prioritätenliste zu erstellen: Was ist heute wichtig, was kannst du heute bereits ändern? Sind die Gefäße stark verkalkt, könnte die Blutverdünnung lebensrettend sein. Damit sollten wir nicht warten. Aber letztendlich ist es egal, ob der Cholesterinspiegel noch drei Monate erhöht bleibt, oder nicht? Vielleicht kann man tatsächlich erst mit einer veränderten Ernährung anfangen. Hierüber würde man mehrere Probleme auf einmal angehen können.

Der wesentliche Vorteil der kleinen Schritte: Sie sind zu schaffen! Jeder kann sie schaffen! Und wenn ich mein Leben nur etwas verändere, bekomme ich davon vielleicht nicht mal viel mit und fühle mich weiterhin wohl – oder vielleicht sogar besser. Und irgendwann werde ich vielleicht sogar, tief innen drin, zu einem gesunden Menschen.

Fangen Sie also heute damit an, Ihr Leben ein kleines Stück in die richtige Richtung zu bewegen!

Ich würde mich freuen, Ihre Erfahrungen zu hören. Besuchen Sie mich doch mal auf meiner Website www.lekutat-methode.de und teilen Sie mit mir und unserer Gemeinschaft Ihre Erfolge und kleinen Misserfolge.

Jetzt geht es aber los. Blättern Sie weiter in den zweiten Teil des Buches und verwöhnen Sie sich!

REZEPTE

WWW.MENGENRECHNER.DE

kcal

UNSER KOSTENLOSER SERVICE FÜR SIE

Ausführliche Infos
Seite 164

Eine Revolution in Ihrer Küche: BLIZZ-Gemüse

Von Bettina Matthaei,
Rezeptentwicklerin

Als Carsten Lekutat auf mich zukam, um für sein Ernährungskonzept praxistaugliche Rezepte für jeden Tag zu entwickeln, die andere Menschen auf Anhieb nachmachen können, war es ihm wichtig, dass oft Gemüse zum Einsatz kommt.

Mehr Gemüse zu essen, wird auch immer wieder empfohlen, doch wer schafft schon „Five a Day“ im normalen Berufsalltag? So viel Gemüse zu schälen, klein zu schneiden oder zu reiben? Dann noch die Zeit, die es braucht, das Gemüse zu dünsten, zu backen oder zu kochen. So viel Aufwand bremst den besten Vorsatz aus.

Also musste eine Idee her, die geeignet ist, Gemüse einfacher, schneller und komfortabler zuzubereiten. Als Kochbuchautorin und Rezeptentwicklerin habe ich schon eine wirklich gut ausgestattete Küche. Aber es musste etwas Neues sein. Nach einigen Stunden in diversen Küchenläden entstand eine erste Idee, die ich fortan verfolgte und die immer mehr Vorzüge zeigte: Gemüsezubereitung in winzigen Stückchen statt in den üblichen großen Bissen.

Die Idee, für Carsten Lekutats Methode der kleinen Schritte bei vielen Rezepten auch auf kleine Stücke zu setzen, war geboren. Die dafür getesteten Blitzhacker brachten erstaunliche Vorteile mit: wenig Schneiden von Hand, keine Tränen, viel kürzere Garzeiten, mehr Vitamine, ganz einfache Resteverwertung!

Seitdem ist fast kein Gemüse mehr vor mir sicher. Möhren, Kürbis, Pastinaken, Sellerie, Kohlrabi, Kohl etc. werden kurz geschält, grob gestückelt und in wenigen Sekunden zerkleinert – in Größen wie Reis, Bulgur oder sogar Couscous. Und auch das Garen von BLIZZ-gehacktem Gemüse dauert wirklich nur noch wenige Minuten, dabei können mühelos mehrere Gemüsesorten gleichzeitig verarbeitet werden. Perfekt für eine gesunde, unkomplizierte und schnelle Alltagsküche! Sogar Suppen werden so viel schneller und damit vitaminschonender fertig, wenn das Gemüse zuvor BLIZZ-gehackt wurde.

Mit klein gehacktem Gemüse kann man aber eben auch kohlenhydrathaltige Lebensmittel wie Reis, Nudeln, Bulgur oder Couscous als Beilage sehr gut ersetzen. So wird nicht nur die Kohlenhydratbilanz langfristig verbessert – und das war Carsten Lekutat enorm wichtig.

Bei der Rezeptentwicklung für dieses Buch habe ich auf diese Weise dann auch noch Rohkost vollkommen neu entdeckt. Eine fein gehackte Möhre ist eben ein feineres Esserlebnis als eine in Scheiben oder Stifte geschnittene Möhre. Auch anders als eine geriebene. Zusammen mit ein paar Mandeln und etwas Petersilie gehackt, braucht es nur noch etwas gutes Öl, einen Spritzer Zitronensaft, Pfeffer und Salz. In weniger als 5 Minuten habe ich eine wunderbare, gesunde Rohkost.

Da man das meiste Gemüse, Nüsse und Hülsenfrüchte im Blitzhacker auch zu Pürees, Cremes oder Hummus verarbeiten kann, sind passende Dips und Saucen fast genauso schnell fertig.

Kein anderes Küchengerät, abgesehen vom Stabmixer, hat mein alltägliches Kochverhalten so revolutioniert wie der Blitzhacker.

Welcher ist der richtige für mich?

Es gibt die unterschiedlichsten Gerätetypen, von 25 bis 85 Euro kosten Stand-alone-Geräte. Ausprobiert habe ich einige, wobei die teuersten nicht unbedingt die besten waren. Manche haben den Motorblock unten, manche werden von einem Stabmixer angetrieben. Nach meiner Erfahrung sind Geräte optimal, die aus einem soliden Glasbehälter, der nicht verfärbt oder blind wird, und einem aufgesetzten Motorblock mit zwei Geschwindigkeitsstufen bestehen.

Ganz wichtig dabei ist die Power: je mehr, desto besser, gern 500, 600 Watt oder mehr. Entscheidend für gleichmäßiges Hacken ist auch ein Messereinsatz mit vier Klingen. Für unsere Rezepte für meistens eine Person ist ein Fassungsvermögen von 1 Liter vollkommen ausreichend und gleichzeitig für kleinste Mengen geeignet.

Der richtige Umgang

Das Gemüse wird geschält, abgebraust und danach **grob gestückelt.** Das heißt: Eine Möhre wird in etwa 3 cm dicke Scheiben geschnitten, Spargel in circa 3 cm lange Stücke, Sellerie, Kürbis, Kohlrabi und Ähnliches in etwa 2 × 2 cm große Würfel. Schalotten werden halbiert, Zwiebeln geviertelt, die (nicht holzigen) Stiele von Kräutern in etwa 1 cm große Stücke geschnitten, die Blättchen nur sehr grob gehackt. Der Glasbehälter wird dann etwa halbvoll gefüllt, so kann das Gemüse gut um das Messer herumwirbeln. Bei größeren Mengen einfach portionsweise hacken.

Das Hacken selbst geschieht in **kurzen Intervallen.** Meist genügt es, drei- bis viermal kurz zu drücken. Gemüse mit mittlerem oder hohem Wasseranteil (siehe Auflistung Seite 52) wird auf Stufe 1 gröber gehackt, damit es nicht matschig wird. Eher trockenes Gemüse lässt sich auf beiden Stufen zerkleinern. Für eine feine Stückigkeit drückt man Stufe 2 **dauerhaft** 3–5 Sekunden.

Wird etwas **püriert,** wird die Stufe 2 ebenfalls dauerhaft gedrückt, etwa 5–10 Sekunden. Dabei spritzt die flüssige Masse gegen die Wände des Glasbehälters, weshalb man das Gerät zwischendurch öffnen und die Masse mit einem Silikonspachtel nach unten schieben muss. Danach nochmals pürieren.

Nüsse, die nur grob gehackt sein sollen, werden im Blitzhacker nur **angehackt,** das heißt, man drückt ein- bis zweimal ganz kurz auf Stufe 1.

Von Brokkoli und Blumenkohl werden die Stiele/Strünke geschält, grob gestückelt und gehackt. Die Röschen ebenfalls stückeln und separat hacken, sie werden naturgemäß kleiner zerteilt und ähneln dann Couscous.

Die Zeitangaben sind nur Richtlinien und basieren auf meinen Erfahrungen mit einem starken Gerät (800 Watt). Am besten experimentiert man zu Beginn und passt die Zeiten seinem Gerät an.

Durch den nur wenige Sekunden dauernden Einsatz ist der Blitzhacker das wohl energiesparendste und nachhaltigste Gerät in meiner Küche.

Geeignete Gemüsesorten

BLIZZ-geeignete trocken-feste Gemüsesorten
Nicht jedes Gemüse eignet sich gleichermaßen gut für den Blitzhacker. Die besten Ergebnisse erzielt man mit festen und dabei eher trockenen Sorten. Diese kann man auf Stufe 2 sehr klein wie Couscous hacken, ohne dass sie Wasser ziehen.

Dazu zählen Möhre, Kürbis, Knollensellerie, Rotkohl, Weißkohl, Süßkartoffeln, Rote Bete, Pastinaken, Wurzelpetersilie, Brokkoli, Blumenkohl, Schwarzwurzel und Rosenkohl.

BLIZZ-geeignete fest-feuchte Gemüsesorten
Feste Sorten mit einem mittleren Wasseranteil werden besser auf Stufe 1 in kurzen Intervallen zerkleinert. So kann man auch die Größe der Stückchen leichter kontrollieren und Stücke von 1–2 cm erreichen.

Dazu zählen Topinambur, Zwiebeln, Frühlingszwiebeln, Kartoffeln, Paprika, Fenchel, Mairüben, Zucchini, Steckrüben, Zuckerschoten, Kohlrabi, Spargel, Rettich und Lauch.

BLIZZ-geeignete wasserreiche Gemüsesorten
Sehr wasserreiche Gemüsesorten sollte man am besten nach dem Hacken salzen, abtropfen lassen und vor der weiteren Verarbeitung trocken tupfen. Dazu zählen Gurken und Radieschen.

Ungeeignet zum Hacken sind Tomaten, man kann sie aber bestens pürieren und für Suppen etc. weiterverarbeiten. Anders als andere Kräuter eignet sich Schnittlauch nicht für den Blitzhacker. Erbsen und andere gegarte Hülsenfrüchte werden auf Stufe 2 püriert, zum Beispiel für Hummus.

Roh oder gekocht?

Es ist nicht immer nur Geschmackssache. Manche Gemüsesorten kann man wunderbar roh und gekocht genießen. Bei manchen ist es von gesundheitlichem Vorteil, wenn sie nur roh gegessen werden, bei manchen können ihre Inhaltsstoffe besser genutzt werden, wenn man sie zuvor gart.

Ich esse übrigens gern knapp gegartes, pfannengerührtes BLIZZ-Gemüse aus dem Wok – ein guter Kompromiss aus Beinahe-Rohkost und heißer Gemüsepfanne.

Diese Sorten kann man roh essen		
Blumenkohl	Kohlrabi	Spinat
Brokkoli	Kürbis	Süßkartoffeln
Chicorée	Mangold	Tomate
Fenchel	Meerrettich	Zucchini
Frühlingszwiebeln	Paprika	Erbsen
Möhren	Rosenkohl	Zuckerschoten
Knoblauch	Rote Bete	
Kohl	Spargel	

Aber: Möhren besser kurz garen, um das Beta-Carotin aus den Zellen zu lösen. Und Kohl ist gegart besser verdaulich.

Diese Sorten sind roh gesünder		
Brokkoli	Paprika	Zucchini
Knoblauch	Rote Bete	Zwiebel

Diese Sorten sind gegart gesünder	
Kürbis	Spinat
Möhren	Tomaten

Diese Sorten unbedingt nur gegart essen		
Auberginen	Hülsenfrüchte	Wildpilze
Bohnen	Kartoffeln	

Eine wunderbare Würzpaste

Wer bei gekaufter Paste oder Fertigpulver für Gemüsebrühe unsicher ist, der macht sie ab sofort einfach selbst: Möhren, Sellerie, Wurzelpetersilie, Knoblauch und Zwiebel putzen, schälen, stückeln und auf Stufe 2 winzig hacken. Abwiegen und mit 20 g Salz pro 100 g Gemüse mischen und nochmals so fein wie möglich pürieren. Im Kühlschrank ist die Paste monatelang haltbar. 1 TL Paste mit 100 ml Wasser ersetzt eine Gemüsebrühe. Sie ist auch als gesunde Würzzutat vielfältig einsetzbar. Nur sollte man mit weiterem Salz sparsam sein.

Die wichtigsten Argumente für das BLIZZ-Gemüse in Kürze

- Kohlenhydrathaltige Lebensmittel wie Reis, Nudeln, Bulgur oder Couscous lassen sich teilweise oder ganz durch Gemüse ersetzen.
- Zerkleinertes Gemüse gart schneller, die Inhaltsstoffe werden geschont.
- Gesunde Rohkost wird neu entdeckt – ohne lästiges Reiben oder Raffeln.
- Brote können durch Gemüseanteil kohlenhydratärmer gemacht werden.
- Gegenüber dem Hacken oder dem Reiben/Raffeln hat man enorme Zeitersparnis.
- Kaum Abfall. Im Vergleich zum Spiralschneider wird das Gemüse restlos zerkleinert.
- Auch faserreiche Teile wie Strünke von Brokkoli, Rotkohl etc., die sonst häufig weggeworfen werden, können hervorragend zu Rohkost zerkleinert werden. Selbst die dicken Blattadern vom Blumenkohl ergeben noch ein wunderbares Wokgericht.
- Bei vielen Rezepten können alle Zutaten gleichzeitig gehackt werden.
- Bei vielen Kräutern wie Dill, Petersilie, Basilikum oder Koriandergrün können die nicht holzigen, nährstoffreichen Stiele mitgehackt oder püriert werden (für Pestos, Kräuteröle, Suppen etc.).
- Auch Kleinstmengen, zum Beispiel von einer halben Zwiebel oder 2 Stielen Zitronengras, werden problemlos zerkleinert.
- Kreative Resteverwertung für spannende Salate, Suppen, Pestos, Würzpasten etc. – was macht man sonst aus einem Stückchen Sellerie, einem halben Apfel oder kleinen Pastinaken?
- Beim Schneiden von Zwiebeln tränen die Augen nicht mehr.

BLIZZ

Damit Sie die Rezepte, die mit dem Blitzhacker zubereitet werden, schneller finden, haben wir sie mit dem **grünen BLIZZ-Symbol** versehen.

VON KOMPLEXEN **KOHLEN-HYDRATEN**

schrittweise zur Gemüsevariante

Sie lieben Reis, Pommes und Nudeln über alles und meinen, nie darauf verzichten zu können? Doch! Es gibt nämlich einen einfachen Trick: Ersetzen Sie Ihr Lieblingsgericht zunächst teilweise durch Gemüse, so lange, bis es Ihnen besser schmeckt als das Original. Dann sind Sie auch bereit für den nächsten Schritt: Jetzt sind Ihre Nudeln aus Zucchini oder Karotten, der Reis aus Pastinaken oder Fenchel und die Pommes aus Kürbis oder Kohlrabi. Und Sie können mit gutem Gewissen genießen.

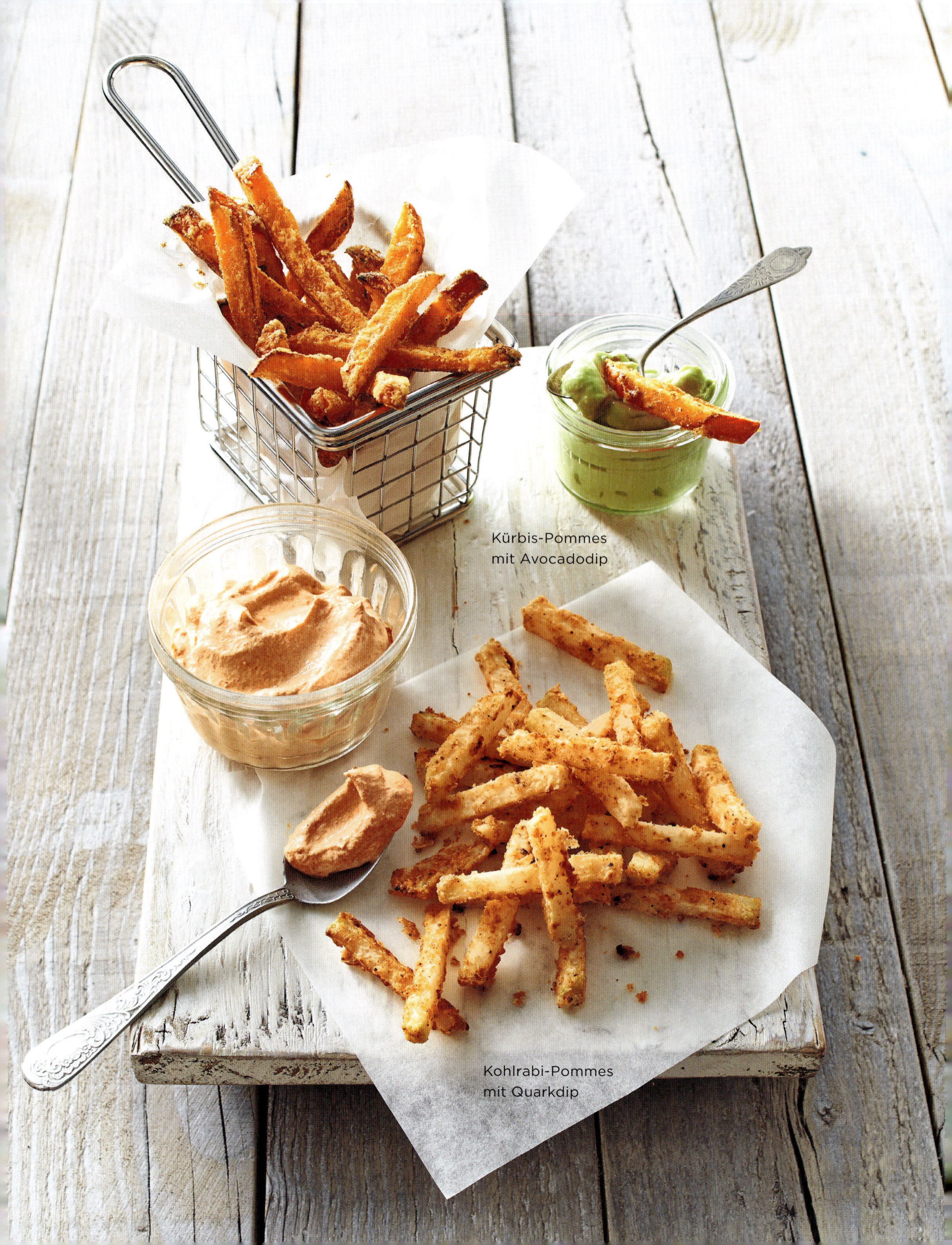

Kürbis-Pommes
mit Avocadodip

Kohlrabi-Pommes
mit Quarkdip

Kürbis-Pommes
mit Avocadodip

vegetarisch

Zubereitungszeit 30 Minuten

Für 1 Portion
Für die Pommes
½ kleiner Hokkaido-Kürbis (geputzt 250 g)
1 ½ TL Reismehl (5 g) oder Speisestärke
2 TL Olivenöl (10 ml)
1 TL Delikatess-Paprikapulver
1–2 Prisen Cayennepfeffer
1 TL Zwiebelpulver
Für den Dip
½ große Avocado (75 g Fruchtfleisch)
75 g Magerquark
1 Spritzer Limettensaft
Kräutersalz, schwarzer Pfeffer

Pro Portion: 401 kcal
29 g F, 14 g E, 20,5 g KH, 8 g FB

Den Backofen auf 220 °C Umluft vorheizen. Ein Backblech mit Backpapier auslegen. • Für die Pommes den **Kürbis** waschen, putzen, entkernen und in 1 cm dicke Stifte schneiden. Mit Küchenpapier trocken tupfen, in eine Schüssel geben, mit dem **Reismehl** bestäuben und sehr gut mischen. Das **Öl** darüberträufeln und gut vermengen, sodass die Stifte rundum benetzt sind. Dann **Paprikapulver, Cayennepfeffer** und **Zwiebelpulver** darüberstreuen und wieder mischen. • Die Kürbisstifte auf dem vorbereiteten Backblech verteilen – sie sollten sich nicht berühren. Im vorgeheizten Ofen 15 Minuten backen, dabei einmal wenden. • Inzwischen für den Dip die **Avocado** entkernen und das Fruchtfleisch aus der Schale lösen. Mit einer Gabel zerdrücken und den **Quark** mit dem **Limettensaft** unterrühren. Mit **Kräutersalz** und **Pfeffer** würzen. • Die heißen Kürbis-Pommes mit dem Avocadodip servieren.

Kohlrabi-Pommes
mit Quarkdip

vegetarisch

Zubereitungszeit 25 Minuten

Für 1 Portion
Für die Pommes
1 großer Kohlrabi (geschält 250 g)
2 TL Rapsöl (10 ml)
4 TL Low-Carb-Mandelmehl (8 g)
1 TL Delikatess-Paprikapulver
1–2 Prisen Cayennepfeffer
schwarzer Pfeffer aus der Mühle
Salz
Für den Dip
125 g Magerquark
2 TL Olivenöl (10 ml)
20 g Tomatenmark
½ TL Knoblauchpulver
1–2 Prisen Cayennepfeffer
Salz, schwarzer Pfeffer

Pro Portion: 376 kcal
22 g F, 27 g E, 16,5 g KH, 6 g FB

Den Backofen auf 220 °C Umluft vorheizen. Ein Backblech mit Backpapier auslegen. • Den **Kohlrabi** schälen und in 8 mm dicke Scheiben hobeln. Mit Küchenpapier trocken tupfen, dann in kurze Stifte schneiden und in eine Schüssel geben. Das **Rapsöl** darüberträufeln und gut mischen, sodass die Stifte rundum benetzt sind. • Das **Mandelmehl** mit den **Gewürzen** mischen und mit einem kleinen Sieb über die Stifte stäuben, dabei mehrmals wenden. Die Kohlrabistifte auf dem vorbereiteten Backblech verteilen – sie sollten sich nicht berühren. Im vorgeheizten Ofen 10 Minuten backen, dabei einmal wenden. • Inzwischen für den Dip den **Quark** mit **Öl** und **Tomatenmark** verrühren und mit **Knoblauchpulver, Cayennepfeffer, Salz** und **Pfeffer** pikant würzen. • Die Kohlrabi-Pommes aus dem Ofen nehmen, **salzen** und mit dem Quarkdip servieren.

Hinweis Echte Pommes werden zwar krosser, haben aber deutlich mehr Kalorien und Kohlenhydrate. Nährwerte für 200 g „normale" Pommes mit 50 g Ketchup: **637 kcal, 29 g F, 9 g E, 85 g KH, 8 g FB.**

Kartoffel-Lauch-Suppe mit Frischkäse

vegetarisch

Klassische Kartoffelsuppe wird meist deftig mit Speck, Sahne und Würstchen zubereitet und ist dadurch sehr fett- und kalorienreich. Diese beiden Rezepte sind vegetarisch und zeigen, dass auch leicht richtig lecker schmeckt.

Zubereitungszeit 15 Minuten + 20 Minuten Kochzeit

Für 1 Portion
weißer Teil von 1 Lauchstange (geputzt 100 g)
1 mehligkochende Kartoffel (geschält 100 g)
15 g Butter
300 ml Gemüsebrühe plus evtl. etwas mehr
50 g Doppelrahmfrischkäse
1 Spritzer Limettensaft
1 Prise Cayennepfeffer
Kräutersalz, grüner Pfeffer
Gartenkresse zum Garnieren

Pro Portion: 353 kcal
27 g F, 8 g E, 20 g KH, 4,5 g FB

Den **Lauch** putzen, längs halbieren und sehr gründlich abbrausen. Trocken tupfen, noch mal längs halbieren, dann quer in 1 cm breite Streifen schneiden. Die **Kartoffel** schälen, waschen und in gleich große Stücke schneiden. • Die **Butter** in einem Topf erhitzen und den Lauch darin unter Rühren 3 Minuten andünsten. • Die **Brühe** angießen und aufkochen. Die Kartoffel zugeben und abgedeckt 20 Minuten köcheln lassen. • **Frischkäse** zugeben und mit dem Stabmixer fein pürieren, eventuell etwas mehr **Brühe** hinzufügen. **Limettensaft** und **Cayennepfeffer** zugeben und mit **Kräutersalz** und **Pfeffer** abschmecken. • Die Suppe in eine Schale füllen und mit **Kresse** garnieren.

Lauch-Sellerie-Suppe mit Frischkäse

vegetarisch

Zubereitungszeit 15 Minuten + 7–10 Minuten Kochzeit

Für 1 Portion
weißer Teil von 1 Lauchstange (geputzt 150 g)
15 g Butter
1 Stück Knollensellerie (geschält 50 g)
350 ml Gemüsebrühe plus evtl. etwas mehr
50 g Doppelrahmfrischkäse
1 Spritzer Limettensaft
1 Prise Cayennepfeffer
Kräutersalz, grüner Pfeffer
Gartenkresse zum Garnieren

Pro Portion: 307 kcal
27 g F, 8 g E, 7,5 g KH, 6 g FB

Den **Lauch** putzen, längs halbieren und sehr gründlich abbrausen. Trocken tupfen, noch mal längs halbieren, dann quer in 1 cm breite Streifen schneiden. Die **Butter** in einem Topf erhitzen und den Lauch darin unter häufigem Rühren 5 Minuten andünsten. • Inzwischen den **Sellerie** schälen, waschen, sehr fein würfeln oder im Blitzhacker auf Stufe 2 sehr fein hacken. • Die **Brühe** in den Topf gießen und aufkochen. Den Sellerie hinzufügen und abgedeckt 7 Minuten köcheln lassen. • **Frischkäse** einrühren und mit dem Stabmixer fein pürieren, eventuell noch etwas **Brühe** angießen. **Limettensaft** und **Cayennepfeffer** zugeben und mit **Kräutersalz** und **Pfeffer** abschmecken. • Die Suppe in eine Schale füllen und mit **Kresse** garnieren.

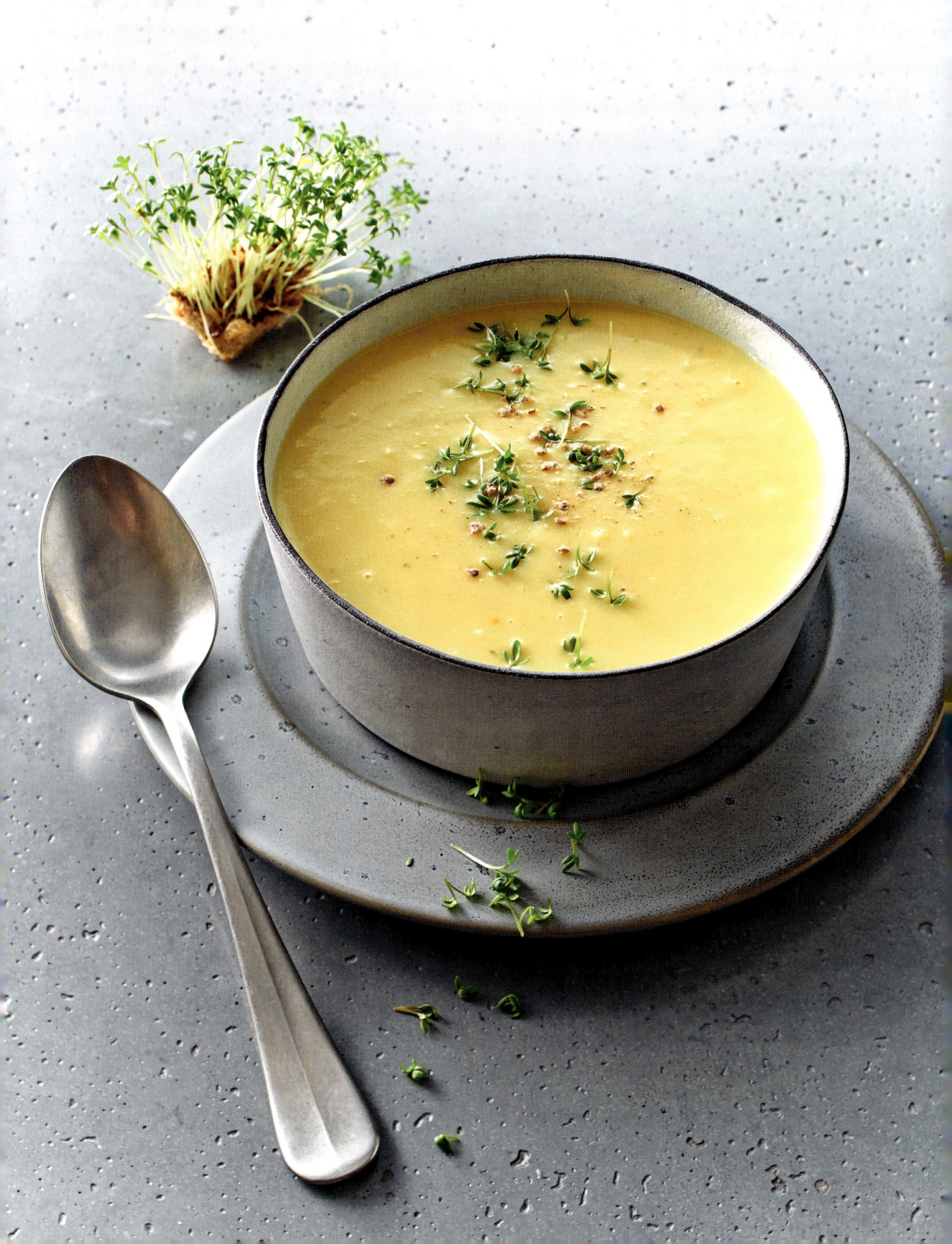

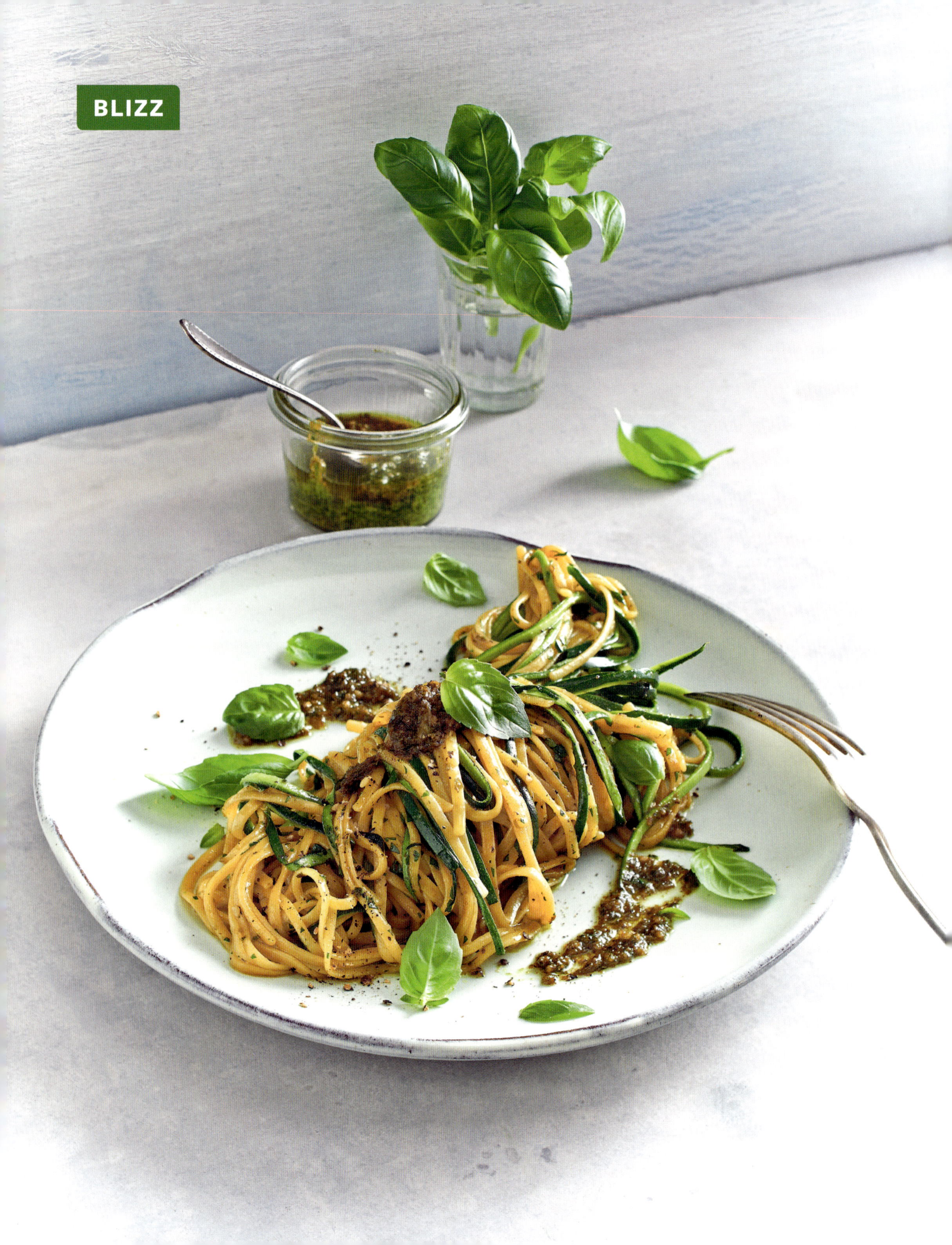
BLIZZ

Reisnudeln mit Zoodles und BLIZZ-Pesto

vegetarisch

Eine Portion Pasta aus 100 g Vollkornreisnudeln und Pesto, wie es hier verwendet wird, hätte diese Nährwerte: 661 kcal, 31 g F, 16 g E, 79 g KH, 3,5 g FB. Dieses neue Gericht enthält nur noch 46 g Kohlenhydrate.

Zubereitungszeit 25 Minuten

Für 1 Portion
Für die Nudeln
200 g feste Zucchini (geputzt 175 g)
Salz
50 g Vollkornreisnudeln
2 TL Olivenöl (10 ml)
Für das Pesto
15 g Pinienkerne
5–7 Stängel Basilikum (10 g Blätter)
1 Knoblauchzehe (geschält 5 g)
15 g Parmesan am Stück
3 TL Olivenöl (15 ml)
Salz
schwarzer Pfeffer aus der Mühle
Außerdem
Spiralschneider

Pro Portion: 606 kcal
40 g F, 15 g E, 46 g KH, 4 g FB

Für die Nudeln die **Zucchini** waschen und mit dem Spiralschneider zu schmalen „Nudeln“ verarbeiten. In ein Sieb geben, mit 1 TL **Salz** bestreuen und bis zur Verwendung stehen lassen. • **Salzwasser** in einem Topf aufkochen und die **Reisnudeln** darin etwa 10 Minuten oder nach Packungsangaben garen. • Inzwischen für das Pesto die **Pinienkerne** in einer Pfanne ohne Fettzugabe goldgelb rösten. • Das **Basilikum** abbrausen, trocken tupfen und grob hacken. Die **Knoblauchzehe** schälen und grob hacken. Den **Parmesan** klein schneiden. Alles mit den Pinienkernen im Blitzhacker auf Stufe 2 nicht ganz fein zerkleinern. Das **Olivenöl** untermischen und das Pesto mit **Salz** und **Pfeffer** würzen. • Zucchininudeln mit Küchenpapier fest ausdrücken. Das **Olivenöl** in einer Pfanne erhitzen und die Zoodles darin bei starker Hitze 1–2 Minuten rührbraten – sie sollen heiß und bissfest sein. • Die Reisnudeln abgießen, unter die Zoodles mischen, auf einen Teller geben und mit dem Pesto toppen.

Zoodles mit BLIZZ-Pesto

vegetarisch

In diesem Rezept sind es nur noch 13,5 g Kohlenhydrate.

Zubereitungszeit 15 Minuten (ohne Pesto-Zubereitung)

Für 1 Portion
400 g feste Zucchini (geputzt 350 g)
1 TL Salz
3 TL Olivenöl (15 ml)
1 Portion Pesto (siehe oben)
Außerdem
Spiralschneider

Pro Portion: 506 kcal
44 g F, 15 g E, 13,5 g KH, 4,5 g FB

Die **Zucchini** waschen und mit dem Spiralschneider zu schmalen „Nudeln“ verarbeiten. In ein Sieb geben, mit dem **Salz** bestreuen und bis zur Verwendung stehen lassen. • Die Zucchininudeln mit Küchenpapier fest ausdrücken. Das **Olivenöl** erhitzen und die Zucchininudeln darin bei starker Hitze 1–2 Minuten rührbraten – sie sollen heiß und bissfest sein. • Das **Pesto** zu den Zoodles geben, vermengen und auf einem Teller anrichten.

Tipp Falls Sie keinen Spiralschneider haben, können Sie alternativ einen Julienne-Schneider verwenden.

Risotto mit Fenchel

vegetarisch

Ein klassisches Risotto ist köstlich, aber auch sehr reichhaltig, was bei 100 g Reis und etwa 500 ml Brühe sowie den anderen unten aufgeführten Zutaten (außer Fenchel) zu folgenden Nährwerten pro Portion führen würde: 619 kcal, 21 g F, 16 g E, 90 g KH, 1,5 g FB. *Ersetzt man die Hälfte vom Reis durch 75 g Fenchel, wird das Risotto viel leichter.*

Zubereitungszeit ca. 40 Minuten

Für 1 Portion
1 kleine Schalotte (geschält 20 g)
1 kleine Fenchelknolle (geputzt ca. 75 g)
1 Msp. Safranfäden
Salz
3 TL Weißwein (15 ml; z. B. Riesling)
300 ml Gemüsebrühe plus evtl. etwas mehr
2 TL Olivenöl (10 ml)
50 g Risottoreis
2 TL Ouzo (10 ml)
15 g Parmesan am Stück
20 g Doppelrahmfrischkäse
schwarzer Pfeffer aus der Mühle

Pro Portion: 456 kcal
21 g F, 14 g E, 48 g KH, 2,5 g FB

Die **Schalotte** schälen und fein hacken. Den **Fenchel** abbrausen und trocken tupfen. Das Fenchelgrün hacken und beiseitelegen, die Stiele wegschneiden. Die Knolle längs halbieren, den Strunk entfernen, dann quer in 5 mm dicke Scheiben schneiden und diese würfeln. Den **Safran** mit einer Prise **Salz** im Mörser fein zerreiben, mit dem **Weißwein** verrühren und stehen lassen. • Die **Brühe** aufkochen und heiß halten. **Olivenöl** in einem Topf erhitzen und die Schalotten darin glasig andünsten. Den Fenchel zugeben und unter Rühren 2–3 Minuten garen. • Den **Reis** zugeben und unter Rühren andünsten, bis er glasig wird. Mit **Ouzo** und Safran-Wein-Mischung ablöschen. So lange rühren, bis die Flüssigkeit eingekocht ist. • Etwas heiße Brühe angießen und weiter unter häufigem Rühren köcheln, bis die Flüssigkeit absorbiert ist. Diesen Vorgang so lange wiederholen, bis der Reis nach 20–22 Minuten gar ist, aber noch leichten Biss hat. • Den **Parmesan** fein reiben und unter das fertige Risotto rühren. Wenn er geschmolzen ist, den **Frischkäse** einrühren und mit **Salz** und **Pfeffer** abschmecken. Das Risotto auf einen Teller geben und mit dem Fenchelgrün bestreuen.

Fenchel-„Risotto“

vegetarisch

Ganz leicht wird das Gericht, wenn nur noch Fenchel statt Reis zum Einsatz kommt. Nicht nur die Gesamtkalorien werden gegenüber dem klassischen Risotto fast halbiert: Die Menge an Kohlenhydraten beträgt nur noch 9 g.

Zubereitungszeit ca. 30 Minuten

Für 1 Portion

Pro Portion: 317 kcal
21 g F, 15 g E, 9 g KH, 5,5 g FB

Den Reis weglassen. Statt 75 g geputztem **Fenchel** 250 g verwenden und statt 300 ml **Gemüsebrühe** nur 100 ml nehmen. Sonst wie oben beschrieben zubereiten, allerdings nur 10–12 Minuten kochen.

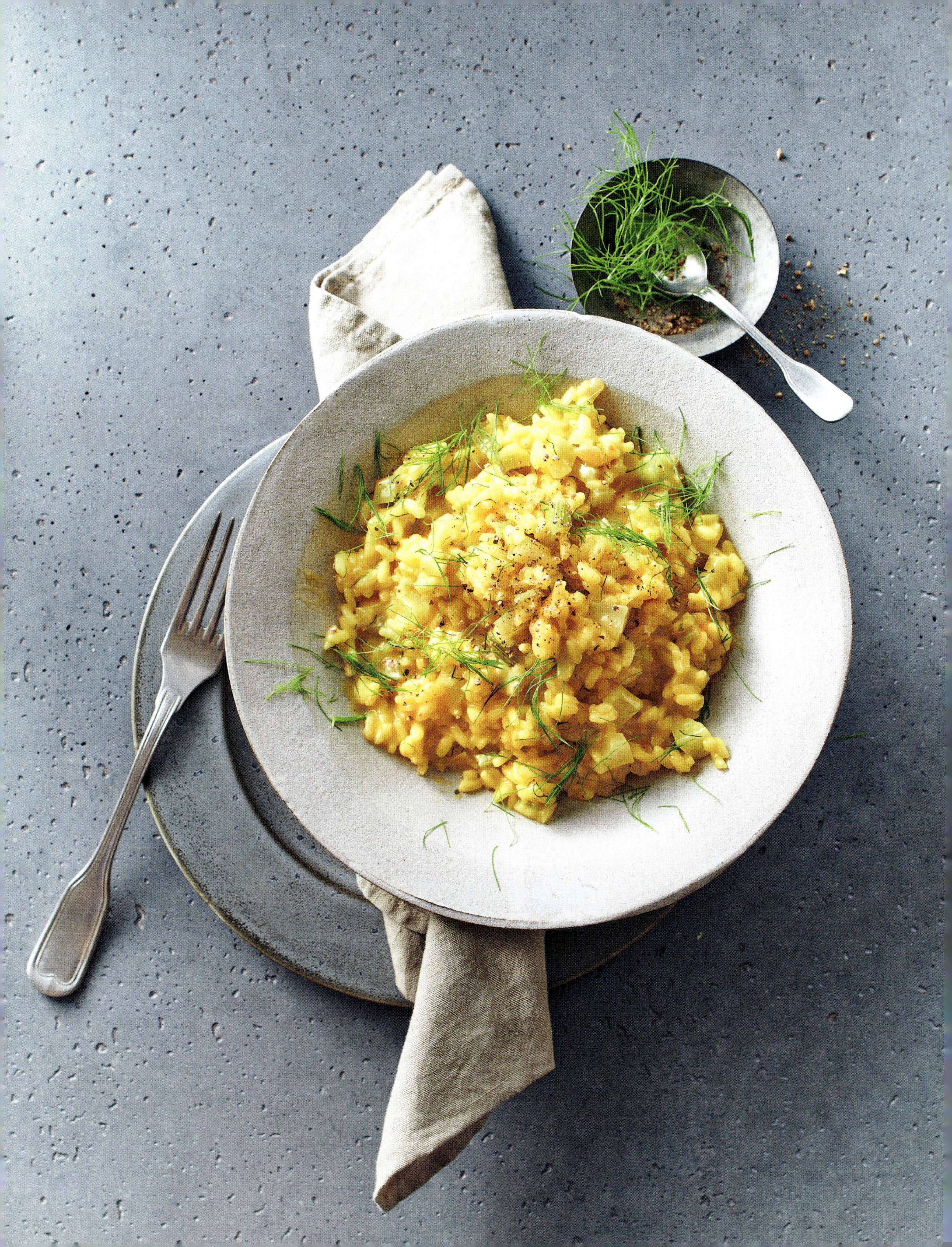

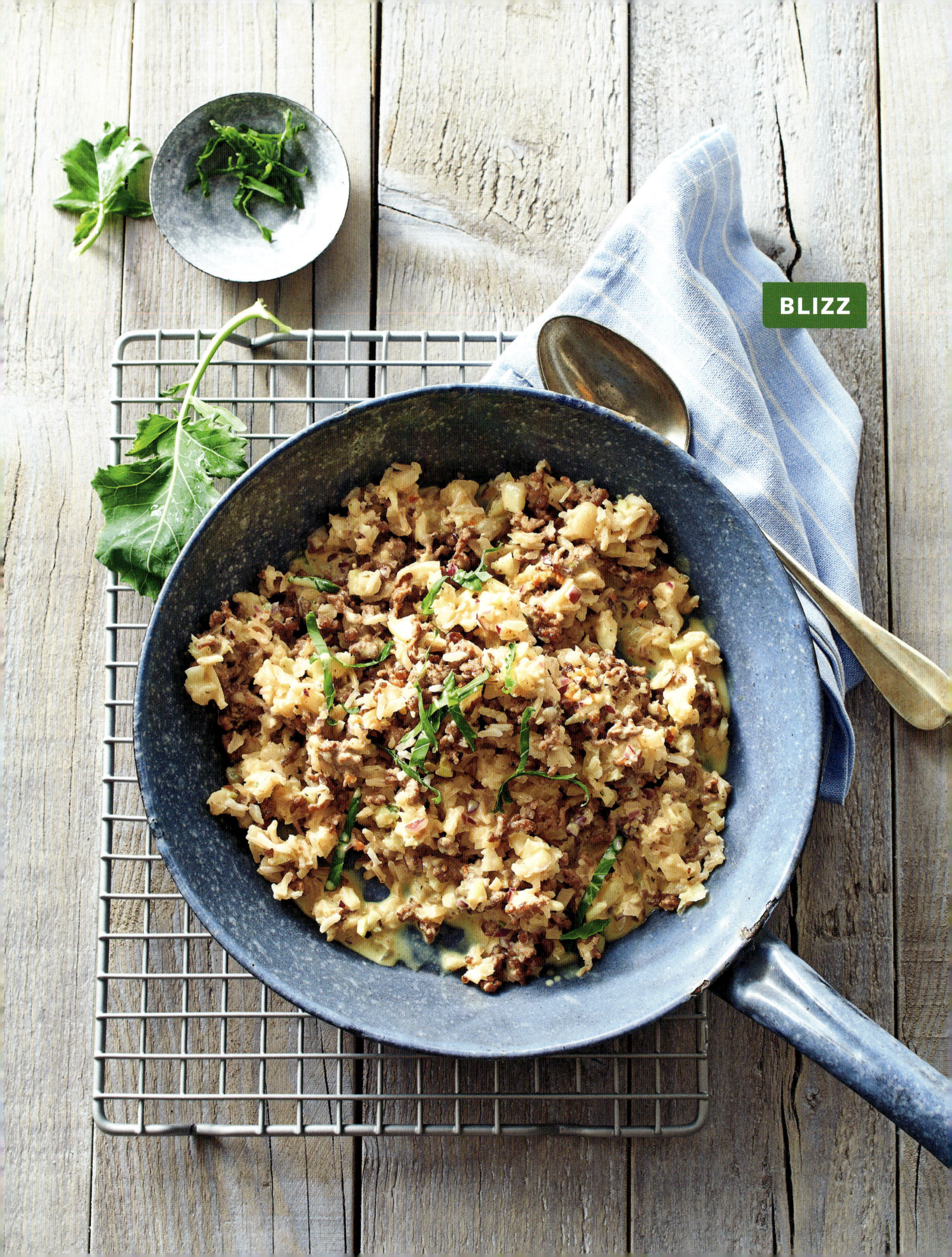
BLIZZ

Reispfanne mit
BLIZZ-Kohlrabi und Beef-Tatar

Eine Reispfanne mit 100 g Vollkornreis und den unten stehenden Zutaten (außer Kohlrabi) zubereitet, ist ziemlich mächtig und käme auf folgende Nährwerte pro Portion: *719 kcal, 30 g F, 39 g E, 72 g KH, 3 g FB. Ersetzt man die Hälfte vom Reis durch 100 g Kohlrabi, wird das Gericht viel leichter mit weniger Kalorien und vor allem weniger Kohlenhydraten.*

Zubereitungszeit 25 Minuten (ohne Reiszubereitung)

Für 1 Portion
1 kleine rote Zwiebel (geschält 50 g)
½ kleiner Kohlrabi (geschält 100 g)
2 zarte Kohlrabiblätter
2 TL Rapsöl (10 ml)
125 g Beefsteak-Hackfleisch
Salz
schwarzer Pfeffer aus der Mühle
1 Portion gekochter Vollkornreis aus 50 g Rohware (siehe Tipp Seite 142)
1 TL Gemüsepaste (siehe Seite 53; alternativ 100 ml Gemüsebrühe)
50 g Doppelrahmfrischkäse
1 TL Delikatess-Paprikapulver
1–2 Prisen Cayennepfeffer

Pro Portion: 571 kcal
28 g F, 37 g E, 42 g KH, 3,5 g FB

Die **Zwiebel** schälen, grob in Stücke schneiden und im Blitzhacker auf Stufe 1 nicht zu fein zerkleinern. Herausnehmen. • Den **Kohlrabi** schälen, grob in Stücke schneiden und im Blitzhacker ebenfalls auf Stufe 1 nicht zu fein hacken. **Kohlrabiblätter** waschen, trocken tupfen und in feine Streifen schneiden. • 1 TL **Rapsöl** in einer Pfanne erhitzen und das **Hackfleisch** darin scharf anbraten, bis es außen braun und innen noch saftig ist, größere Klumpen dabei zerdrücken. Herausnehmen, **salzen** und **pfeffern.** • Restliches **Öl** in der Pfanne erhitzen. Die Zwiebeln darin unter Rühren glasig andünsten, den gehackten Kohlrabi hinzufügen und unter häufigem Rühren 2 Minuten mitdünsten. • Den gekochten **Reis** untermischen. **Gemüsepaste** und 100 ml Wasser zugeben und abgedeckt 2–3 Minuten garen, bis der Kohlrabi bissfest gar ist. • Den **Frischkäse** einrühren und, falls nötig, etwas mehr Wasser zugeben. **Paprikapulver** und **Cayennepfeffer** einrühren, mit **Salz** und **Pfeffer** abschmecken und die Reispfanne mit den Kohlrabiblattstreifen bestreuen.

BLIZZ-Kohlrabipfanne
mit Beef-Tatar

Zubereitungszeit 25 Minuten

Für 1 Portion

Pro Portion: 423 kcal
27 g F, 34 g E, 12 g KH, 4 g FB

Richtig leicht wird die Pfanne, wenn statt Reis insgesamt 200 g geputzter **Kohlrabi** verwendet wird – ansonsten Zutaten und Zubereitung wie oben.

MÜSLIS, BROT,

Aufstriche und Dips

Wer meint, Müsli gäbe es nur als süßes Frühstück, der sollte sich die nächsten Seiten mal genauer anschauen: Mit fein gehacktem BLIZZ-Gemüse wie Sellerie, Pastinake, Zucchini oder Karotte bekommt Ihr Müsli mehr Biss, mehr Volumen, mehr Ballaststoffe und Vitamine. Und vor allem: viel mehr Geschmack. Wer es noch herzhafter mag, der backt sich unser wunderbares Karotten-Walnuss-Brot und bestreicht es mit der Lauchbutter, dem BLIZZ-Aufstrich oder einem unserer Dips. Perfekt auch als Ergänzung unserer Salate und Suppen.

BLIZZ-Müsli mit Pastinake, Haferflocken und Pflaumen

vegan laktosefrei

Zubereitungszeit 12 Minuten

Für 1 Portion
150 g Pastinake (geschält 120 g)
25 g glutenfreie zarte Haferflocken
½ TL Ceylon-Zimt
20 g weißes Mandelmus
2 TL Limettensaft
30 g Trockenpflaumen
10 g braune Mandeln
10 g Leinsamen

Pro Portion: 402 kcal
22 g F, 15 g E, 34 g KH, 17 g FB

Die **Pastinake** schälen, grob in Stücke schneiden und im Blitzhacker auf Stufe 2 feinstückig zerkleinern. In eine Schale geben und die **Haferflocken** mit dem **Zimt** zugeben. • **Mandelmus** mit **Limettensaft** und 2 EL Wasser glatt rühren und unterheben. Die **Trockenpflaumen** fein würfeln und einrühren. Die **Mandeln** grob hacken und mit den **Leinsamen** über das Müsli streuen.

BLIZZ-Müsli mit Buchweizen, Sellerie und Birne

vegetarisch

Zubereitungszeit 12 Minuten

Für 1 Portion
125 g Naturjoghurt (3,5 %)
20 g Buchweizenflocken
3 TL Limettensaft
1 Prise Salz
½ TL Ceylon-Zimt
1 Stück Ingwer (geschält 5 g)
1 Stück Knollensellerie (geschält 125 g)
½ Birne (geschält und entkernt 75 g)
15 g Pekannusskerne

Pro Portion: 347 kcal
16 g F, 12 g E, 37 g KH, 10 g FB

Den **Joghurt** mit **Buchweizenflocken,** 2 TL **Limettensaft, Salz** und **Zimt** in einer Schale verrühren. • Den **Ingwer** schälen und darüberreiben. Den **Sellerie** schälen, im Blitzhacker auf Stufe 1 zu Reiskorngröße zerkleinern und unter die Joghurtmischung rühren. • Die **Birne** schälen, vierteln, entkernen und in dünne Scheiben schneiden. Auf dem Müsli anrichten und mit dem restlichen **Limettensaft** beträufeln. Die **Pekannüsse** grob hacken und darüberstreuen.

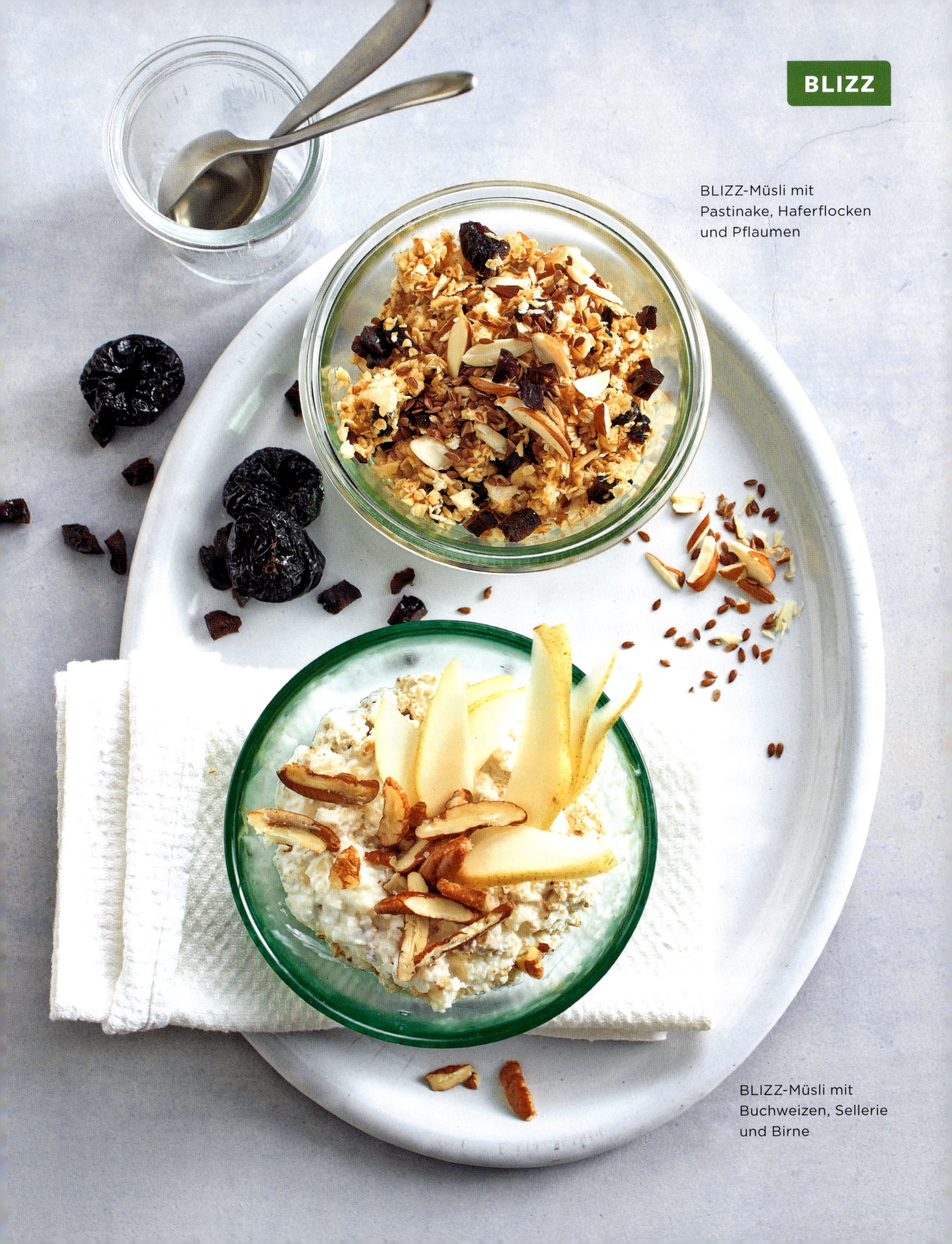

BLIZZ-Müsli mit Pastinake, Haferflocken und Pflaumen

BLIZZ-Müsli mit Buchweizen, Sellerie und Birne

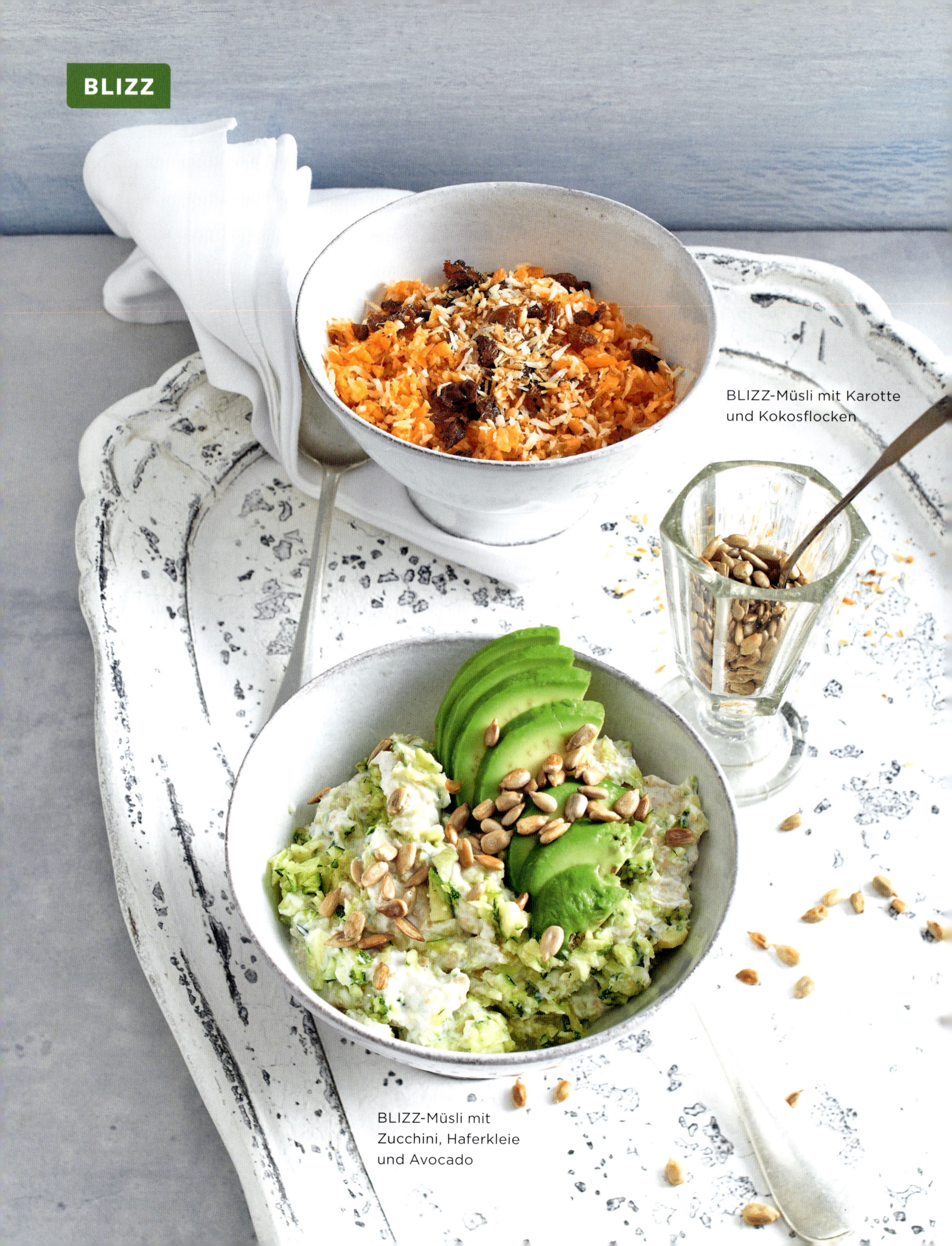

BLIZZ-Müsli mit Karotte und Kokosflocken

BLIZZ-Müsli mit Zucchini, Haferkleie und Avocado

BLIZZ-Müsli mit Karotte und Kokosflocken

vegan laktosefrei

Zubereitungszeit 12 Minuten

Für 1 Portion
25 g Kokosflocken
170 g Karotten (geschält 130 g)
2–3 TL Limettensaft
3 TL Walnussöl (15 ml)
1 Prise Kardamom oder Ceylon-Zimt
Salz
20 g getrocknete dunkle Weinbeeren

Pro Portion: 378 kcal
31 g F, 4 g E, 22 g KH, 11,5 g FB

Die **Kokosflocken** in einer kleinen Pfanne ohne Fettzugabe goldgelb rösten. • Die **Karotten** schälen, grob in Stücke schneiden und im Blitzhacker auf Stufe 2 fein hacken. In eine Schale geben, **Limettensaft** und **Walnussöl** einrühren und die Kokosflocken unterheben. Mit **Kardamom** und etwas **Salz** würzen. • Zum Schluss die **Weinbeeren** hacken und über das Müsli streuen.

BLIZZ-Müsli mit Zucchini, Haferkleie und Avocado

vegetarisch

Bei den folgenden Müslis wird die Hälfte der Getreideflocken durch BLIZZ-gehacktes Gemüse ersetzt. Das sorgt für Biss und spart Kohlenhydrate.

Zubereitungszeit 12 Minuten

Für 1 Portion
10 g Sonnenblumenkerne
125 g Naturjoghurt (3,5 %)
1 ½ TL Limettensaft
1 Prise Salz
1 Msp. gemahlener Kardamom
20 g glutenfreie Haferkleie
1 kleine Zucchini (geputzt 100 g)
½ Avocado (50 g Fruchtfleisch)

Pro Portion: 380 kcal
25 g F, 16 g EW, 20 g KH, 9 g FB

Die **Sonnenblumenkerne** in einer Pfanne ohne Fettzugabe goldbraun rösten. • Den **Joghurt** mit 1 TL **Limettensaft, Salz** und **Kardamom** in einer Schale verrühren. **Haferkleie** untermischen. • Die **Zucchini** waschen, putzen, grob in Stücke schneiden und im Blitzhacker auf Stufe 1 nicht ganz klein hacken. Unter das Müsli heben. • Die **Avocado** schälen, das Fruchtfleisch herauslösen, in Spalten schneiden und auf dem Müsli anrichten. Mit restlichem **Limettensaft** beträufeln und die Sonnenblumenkerne darüberstreuen.

Porridge mit Trockenfrüchten

vegetarisch

Zubereitungszeit 15 Minuten

Für 1 Portion
1 kleine Prise Salz
50 g glutenfreie zarte Haferflocken
10 g braune Mandeln
1–2 entsteinte Datteln (20 g)
1–2 getrocknete Soft-Aprikosen (20 g)
10 g Rosinen
75 g griechischer Naturjoghurt (10 %)
1 Msp. Ceylon-Zimt

Pro Portion: 446 kcal
16 g F, 13 g E, 62 g KH, 11 g FB

300 ml Wasser mit dem **Salz** in einem Topf zum Kochen bringen. **Haferflocken** mit dem Schneebesen einrühren und unter Rühren 4 Minuten köcheln lassen. Dann vom Herd nehmen und abgedeckt 5 Minuten quellen lassen. • Inzwischen die **Mandeln** grob hacken. **Datteln** und **Aprikosen** klein hacken und mit den **Rosinen** unter die Haferflocken heben. • Porridge in eine Schale füllen, den **Joghurt** darüberlöffeln, mit dem **Zimt** bestäuben und mit den gehackten Mandeln bestreuen.

Birchermüsli mit Apfel und Rosinen

vegetarisch

Zubereitungszeit 10 Minuten + Quellzeit über Nacht

Für 1 Portion
50 g glutenfreie zarte Haferflocken
100 ml Milch (3,5 %)
1 kleine Prise Salz
1 Apfel (entkernt, mit Schale, 150 g)
10 g Rosinen
15 g Haselnusskerne
2 TL flüssiger Honig (10 g)

Pro Portion: 441 kcal
17 g F, 12 g E, 61 g KH, 8 g FB

Haferflocken mit **Milch, Salz** und 50 ml Wasser in einer Schale verrühren und abgedeckt über Nacht im Kühlschrank quellen lassen. • Den **Apfel** waschen, trocken tupfen und ungeschält grob raspeln, das Kerngehäuse dabei nicht verwenden. • Die Apfelraspel mit den **Rosinen** unter die Haferflockenmischung heben. Die **Nüsse** hacken, über das Müsli streuen und mit dem **Honig** beträufeln.

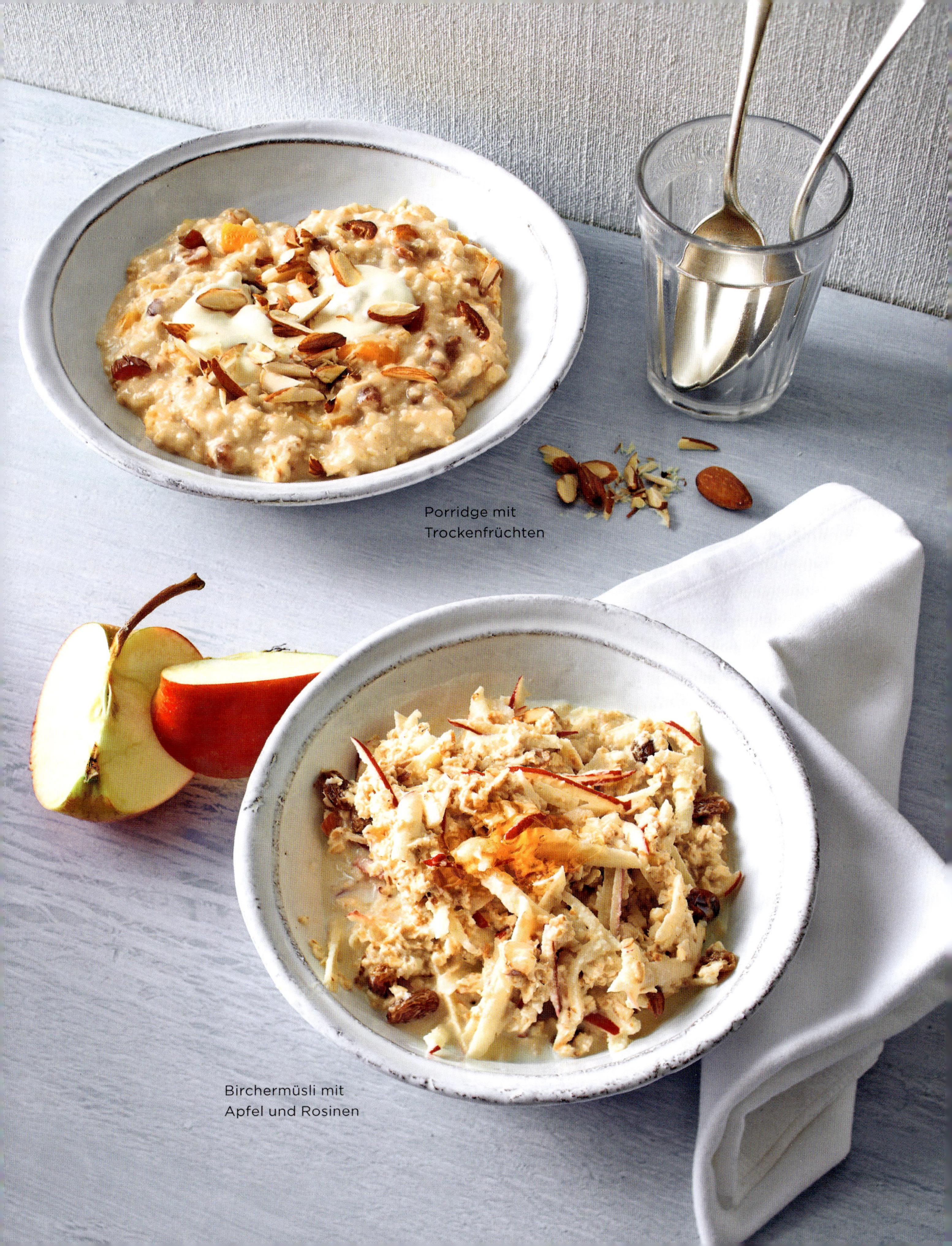

Porridge mit Trockenfrüchten

Birchermüsli mit Apfel und Rosinen

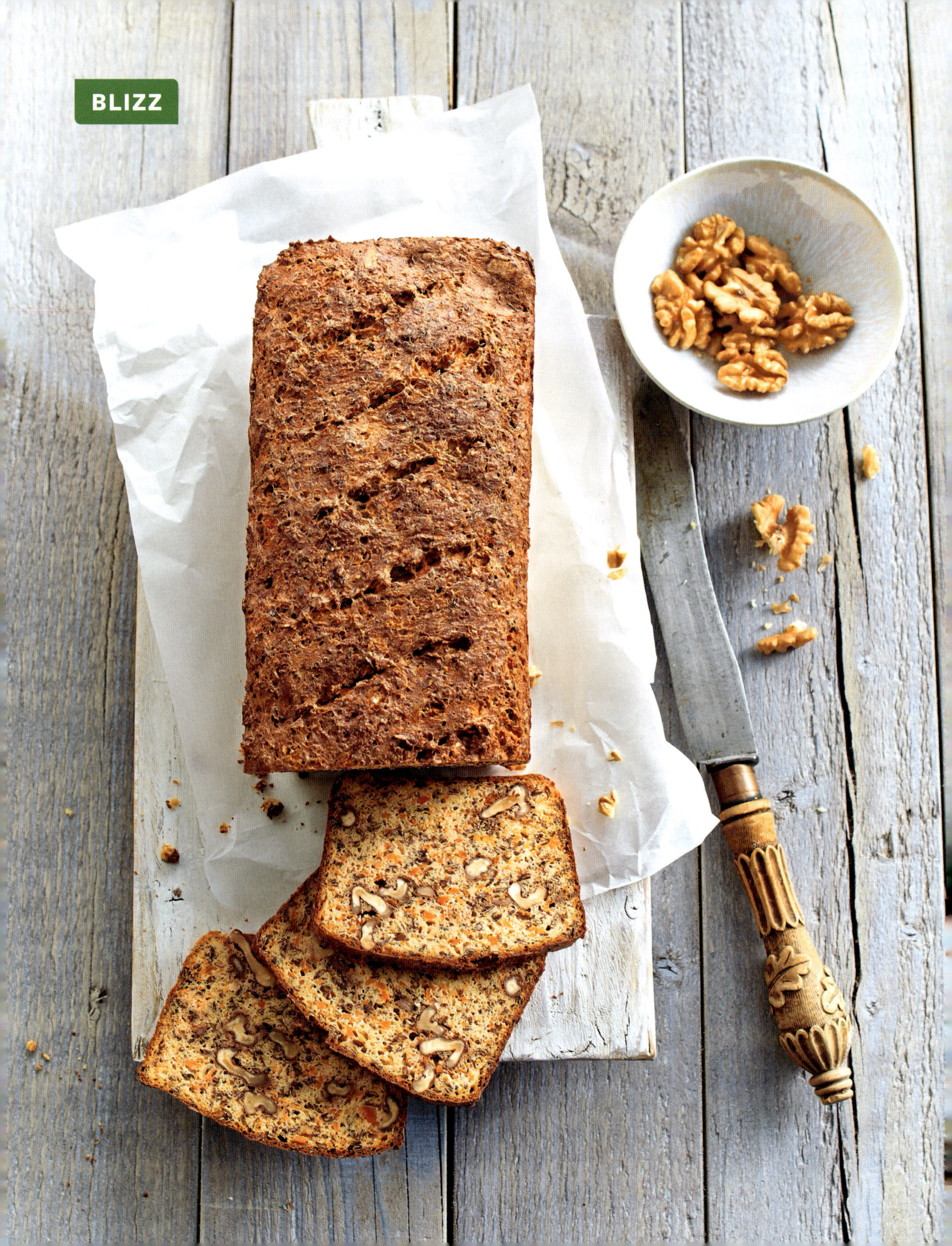
BLIZZ

BLIZZ-Brot mit Karotten und Walnüssen

Zubereitungszeit 35 Minuten + ca. 30 Minuten Trockenzeit + 100 Minuten Backzeit + 10 Minuten Nachgarzeit

Für 1 Brot (ca. 1,1 kg)
400 g Karotten (geschält 300 g)
125 g Leinsamen
125 g Low-Carb-Mandelmehl
40 g gemahlene Flohsamenschalen
20 g Backpulver (1 ⅓ Pck.)
5 Eier (Größe M)
300 g Magerquark
6 TL Walnussöl (30 ml)
1 ½ TL Salz (10 g)
6 TL Apfelessig (30 ml)
100 g Walnusskernhälften
Außerdem
Kastenform (ca. 11 × 25 cm)

Pro 100 g: 237 kcal
15 g F, 17 g E, 5 g KH, 11 g FB

Den Backofen auf 100 °C Umluft vorheizen. Ein Backblech mit Backpapier auslegen, eine Kastenform (etwa 11 × 25 cm) mit Backpapier auskleiden. • **Karotten** schälen, grob in Stücke schneiden und in zwei Durchgängen im Blitzhacker auf Stufe 2 zu Bulgurgröße zerkleinern. Auf dem vorbereiteten Backblech verteilen und im vorgeheizten Ofen etwa 30 Minuten trocknen. • Aus dem Ofen nehmen und etwas abkühlen lassen. Die Backofentemperatur auf 160 °C Umluft erhöhen. • Inzwischen die **Leinsamen** im Blitzhacker auf Stufe 2 fein mahlen. In eine Schüssel geben, **Mandelmehl** und **Flohsamenschalen** hinzufügen und vermengen. Das **Backpulver** darübersieben und untermischen. • In einer anderen Schüssel **Eier, Quark, Walnussöl, Salz** und **Essig** mit den Quirlen des Handrührgeräts glatt verrühren. • Die etwas abgekühlten Karotten in die Quarkmasse einrühren. • Die trockene Mandelmehlmischung mit dem Handrührgerät nach und nach in die Quarkmasse einarbeiten, dann die **Walnusskerne** untermischen und etwa 5 Minuten ruhen lassen. • Teig in die vorbereitete Kastenform füllen, glatt streichen und im Abstand von 2 cm mehrfach einritzen. Im vorgeheizten Ofen auf der mittleren Schiene 100 Minuten backen, dabei nach der Hälfte der Zeit die Form einmal umdrehen, damit das Brot gleichmäßig backt. Zum Schluss eine Stäbchenprobe machen. • Den Ofen ausschalten und das Brot bei geöffneter Ofentür noch 10 Minuten nachgaren lassen. • Herausnehmen, aus der Form heben und das Brot auf einem Kuchengitter vollständig auskühlen lassen.

Tipp Das Brot aufschneiden und zwischen Lagen von Backpapier in Clipboxen aufbewahren. Am besten einfrieren und bei Bedarf portionsweise entnehmen.

Erbsen-Feta-Dip

vegetarisch

Zubereitungszeit 10 Minuten

Für 1 Portion
125 g TK-Erbsen
1–2 Stängel glatte Petersilie (3 g Blätter)
1–2 Stängel Minze (3 g Blätter)
25 ml Gemüsebrühe plus evtl. etwas mehr
75 g Feta (48 %)
1–2 Prisen Chiliflocken
grüner Pfeffer aus der Mühle
evtl. Salz

Pro Portion: 281 kcal
18 g F, 18 g E, 12 g KH, 7 g FB

Die **Erbsen** in eine Schüssel geben, mit kochend heißem Wasser übergießen und 5 Minuten stehen lassen. Dann in ein Sieb abgießen und abtropfen lassen. • Inzwischen die **Kräuter** abbrausen, trocken tupfen und die Blätter hacken. Erbsen und Kräuter mit der **Brühe** in einen Mixbecher geben und mit dem Stabmixer fein pürieren. • Den **Feta** zerbröseln, hinzufügen und nochmals durchmixen. Mit **Chiliflocken** und **Pfeffer** abschmecken – **Salz** ist wegen des Fetas vermutlich nicht nötig. • Den Dip in eine Schale füllen.

Avocado-Basilikum-Dip

vegetarisch

Zubereitungszeit 5 Minuten

Für 1 Portion
½ Avocado (65 g Fruchtfleisch)
½ TL Zitronensaft
2–3 Stängel Basilikum (3 g Stiele und Blätter)
40 g griechischer Naturjoghurt (10 %)
Salz
grüner Pfeffer aus der Mühle

Pro Portion: 191 kcal
19 g F, 3 g E, 2 g KH, 4 g FB

Die **Avocado** entkernen und das Fruchtfleisch herauslösen. Grob in Stücke schneiden, in einen Mixbecher geben und den **Zitronensaft** darüberträufeln. • Das **Basilikum** abbrausen, trocken tupfen, grob hacken und hinzufügen. Mit dem Stabmixer pürieren. Den **Joghurt** zugeben, nochmals durchmixen und mit **Salz** und **Pfeffer** würzen. • Den Dip in eine Schale füllen.

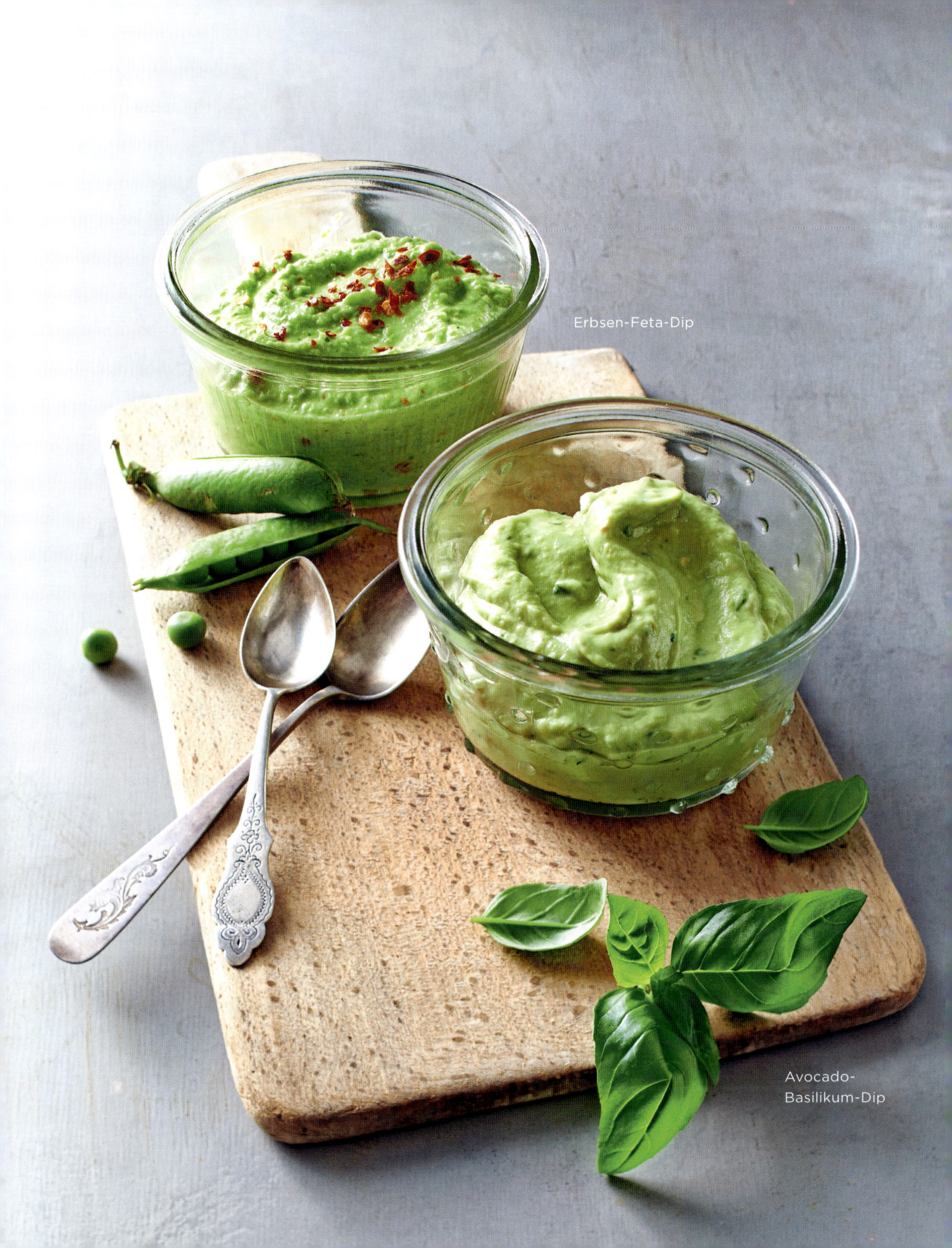
Erbsen-Feta-Dip

Avocado-
Basilikum-Dip

BLIZZ

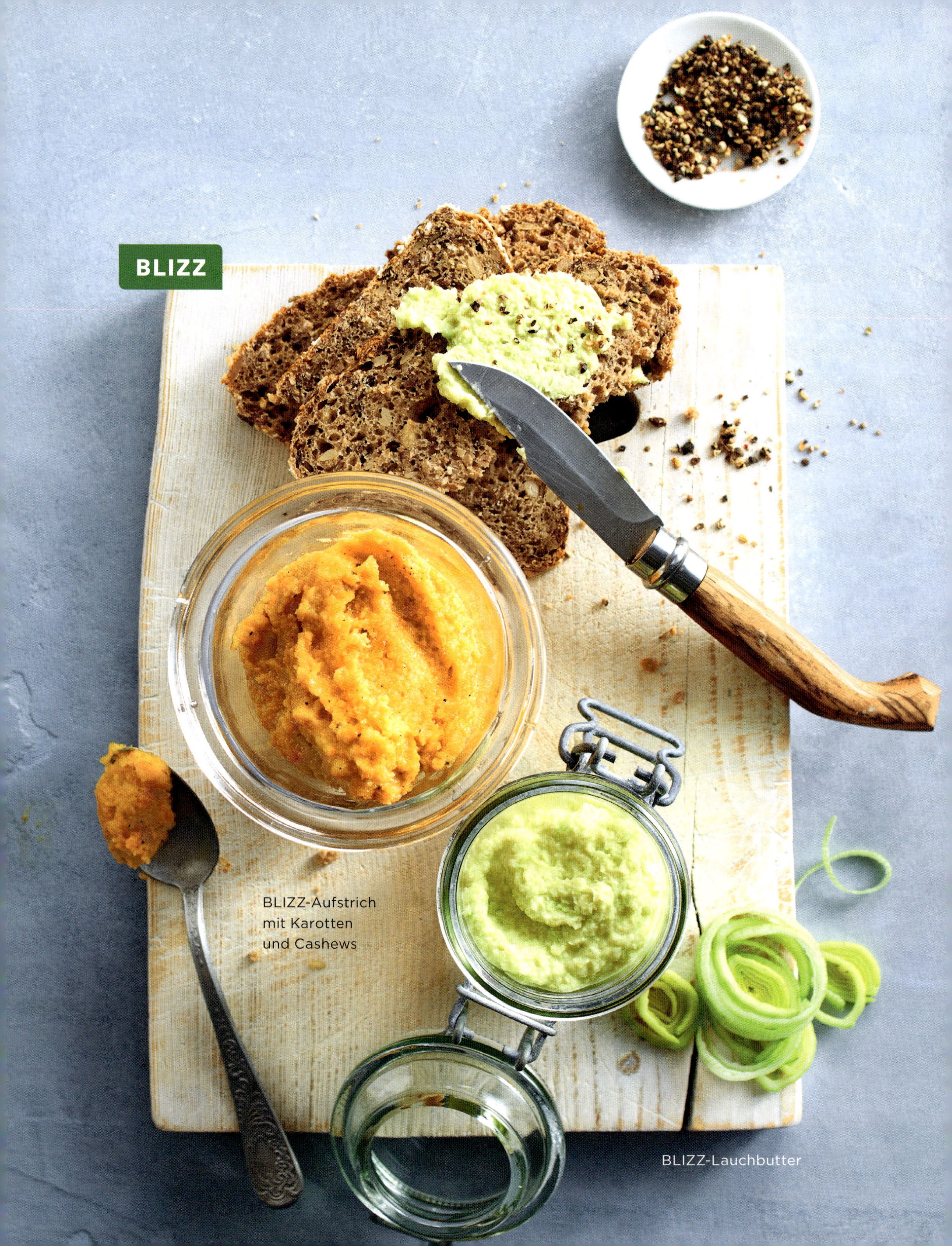

BLIZZ-Aufstrich mit Karotten und Cashews

BLIZZ-Lauchbutter

BLIZZ-Aufstrich mit Karotten und Cashews

vegan laktosefrei

Zubereitungszeit 10 Minuten

Für 1 Portion
1 Karotte (geschält 65 g)
35 g rohe Cashewkerne
1 ½ TL Kokosöl (7,5 g)
25 ml Orangensaft
½ TL Agavensirup (2,5 g; alternativ Akazienhonig)
½–1 TL Limettensaft
1 Prise Cayennepfeffer
Salz
schwarzer Pfeffer aus der Mühle

Pro Portion: 296 kcal
22 g F, 7 g E, 18 g KH, 3,5 g FB

Die **Karotte** schälen und grob in Stücke schneiden. Mit den **Cashews** im Blitzhacker auf Stufe 2 zu sehr feinem „Grieß" zerkleinern. • Das **Kokosöl** in einer Pfanne erhitzen. Die Karotten-Cashew-Mischung darin bei gut mittlerer Hitze unter regelmäßigem Rühren 3 Minuten andünsten. Den **Orangensaft** angießen und unter Rühren 1 Minute köcheln lassen, bis die Flüssigkeit eingekocht ist. • Vom Herd nehmen, lauwarm abkühlen lassen und im Blitzhacker auf Stufe 2 zu einer Paste pürieren. **Agavensirup** und **Limettensaft** zugeben und mit **Cayennepfeffer, Salz** und **Pfeffer** pikant würzen. • Den Aufstrich in ein Glas geben und im Kühlschrank fest werden lassen.

BLIZZ-Lauchbutter

vegetarisch

Zubereitungszeit 10 Minuten

Für 125 g
1 Stück Lauchstange (geputzt 45 g)
½ Knoblauchzehe
75 g weiche Butter
1–2 Spritzer Zitronensaft
½ TL frisch abgeriebene Biozitronenschale
Salz
grüner Pfeffer aus der Mühle

Pro 100 g: 468 kcal
50 g F, 1 g E, 3 g KH, 1 g FB

Pro Portion (à 25 g): 117 kcal
13 g F, 0 g E, 1 g KH, 0 g FB

Den **Lauch** putzen, sehr gründlich waschen, trocken tupfen und in Stücke schneiden. Die **Knoblauchzehe** schälen, grob hacken und mit dem Lauch im Blitzhacker auf Stufe 2 so fein wie möglich zerkleinern. • Die weiche **Butter** zugeben und weitermixen, bis sich alles gut verbunden hat. **Zitronensaft** und **-schale** mit etwas **Salz** und **Pfeffer** hinzufügen und nochmals durchmixen. • Die Lauchbutter in ein Glas füllen und bis zur Verwendung kalt stellen.

Tipp Die Lauchbutter passt zu Pellkartoffeln, zu gedämpftem Gemüse oder auf Vollkornbrot gestrichen.

SALATE *und* SUPPEN

Ist Ihnen nach einem warmen Magenstreichler oder einem herzhaften Gemüsesalat? In diesem Kapitel gibt es eine große Auswahl an schnell zubereiteten köstlich-gesunden Salaten. Manche sind aus rohem Gemüse, andere aus gegartem oder knapp gegartem Gemüse. Unsere Suppen sind manchmal klassisch zubereitet, oft aber mithilfe des Blitzhackers im Handumdrehen gemacht. Und wer sich nicht entscheiden kann, der kombiniert einfach eine Suppe mit einem Salat.

Zucchini-Süppchen mit Parmesan

vegetarisch

Zubereitungszeit 30 Minuten

Für 1 Portion
1 Schalotte
1 Knoblauchzehe
1 kleine mehligkochende Kartoffel (ca. 40 g)
150 g Zucchini
3 TL Olivenöl (15 ml)
100 ml Gemüsebrühe
15 g Parmesan am Stück
100 ml Milch (3,5 %)
1–2 Prisen Cayennepfeffer
Salz
schwarzer Pfeffer aus der Mühle

Pro Portion: 332 kcal
23 g F, 14 g E, 17 g KH, 3 g FB

Schalotte und **Knoblauchzehe** schälen und fein würfeln. **Kartoffel** schälen, waschen und klein würfeln. **Zucchini** putzen, waschen und grob würfeln. • Das **Olivenöl** in einem Topf erhitzen und die Schalotten darin glasig andünsten. Dann den Knoblauch zugeben und kurz mitdünsten. Kartoffeln hinzufügen und 5 Minuten unter Rühren dünsten. • Die Zucchini zugeben und weitere 2 Minuten dünsten. Mit der **Brühe** ablöschen, aufkochen, die Hitze reduzieren und abgedeckt 6–8 Minuten köcheln lassen, bis die Kartoffeln weich und die Zucchini knapp gar sind. • Inzwischen den **Parmesan** fein reiben. Dann die Suppe unter Zugabe der **Milch** mit dem Stabmixer fein pürieren. Erhitzen, den Parmesan einrühren und schmelzen lassen, aber nicht mehr kochen. Den **Cayennepfeffer** zugeben und die Suppe mit **Salz** und **Pfeffer** abschmecken.

Erbsensuppe mit Avocado und Minze

vegetarisch

Zubereitungszeit 15 Minuten

Für 1 Portion
1–2 Schalotten (geschält 30 g)
10 g Butter
300 ml Gemüsebrühe plus evtl. etwas mehr
175 g TK-Erbsen
3–4 Stängel Minze (5 g Blätter)
½ kleine Avocado (50 g Fruchtfleisch)
1 TL Limettensaft
1 TL frisch abgeriebene Biolimettenschale
Kräutersalz
grüner Pfeffer aus der Mühle

Pro Portion: 322 kcal
22 g F, 12 g E, 18 g KH, 13,5 g FB

Die **Schalotte(n)** schälen und fein würfeln. Die **Butter** in einem Topf erhitzen und die Schalotten darin glasig andünsten. **Brühe** angießen und aufkochen. **Erbsen** hinzufügen, erneut aufkochen, dann abgedeckt 4–5 Minuten sanft köcheln lassen. • Inzwischen die **Minze** abbrausen und trocken tupfen, kleine Blätter beiseitelegen, die restlichen Blätter grob hacken. Die **Avocado** entkernen, das Fruchtfleisch aus der Schale lösen und in Stücke schneiden. • Die Suppe mit dem Stabmixer fein pürieren. Minze und Avocado zugeben und wieder pürieren. Nach gewünschter Konsistenz eventuell noch etwas mehr **Brühe** zugießen. **Limettensaft** und **-schale** hinzufügen und mit **Kräutersalz** und **Pfeffer** abschmecken. • Die Erbsensuppe in eine Schale füllen und mit den beiseitegelegten Minzeblättern garnieren.

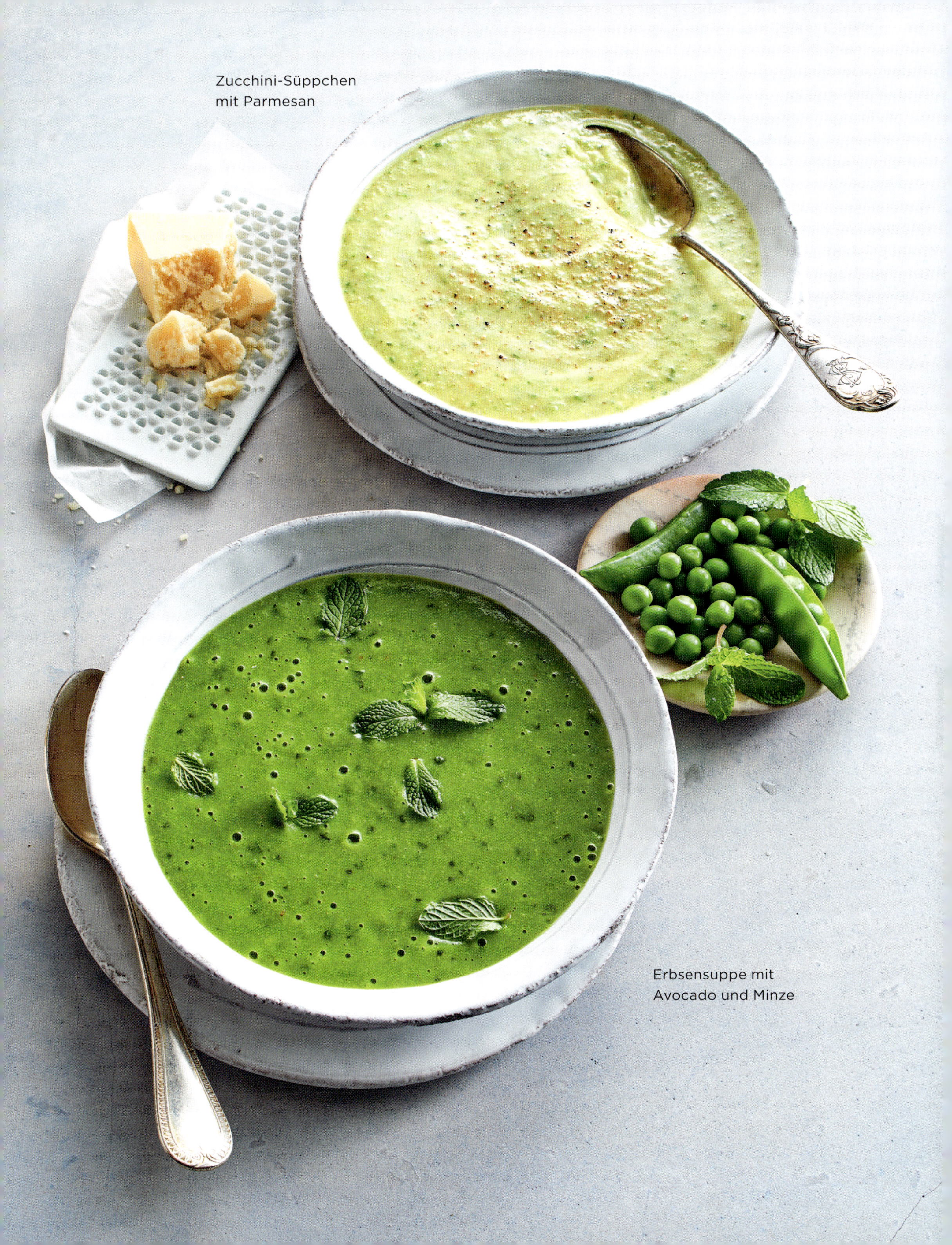

Zucchini-Süppchen mit Parmesan

Erbsensuppe mit Avocado und Minze

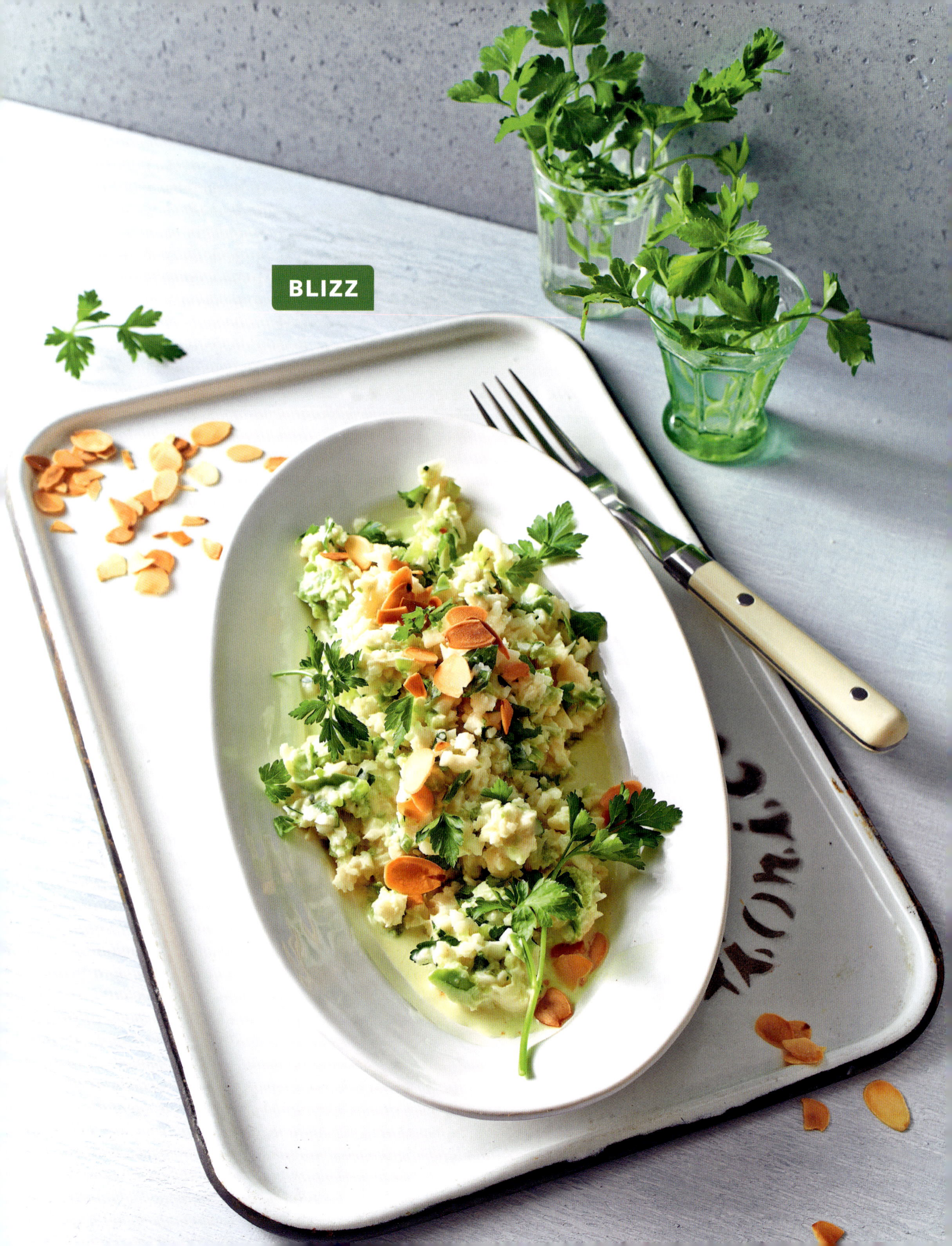
BLIZZ

BLIZZ-Salat mit Blumenkohl und grüner Paprika

Zubereitungszeit 15 Minuten

Für 1 Portion
10 g Mandelblättchen
Salz
200 g Blumenkohl
½ kleines Bund glatte Petersilie (10 g Stiele und Blätter)
1 grüne Paprikaschote (geputzt 75 g)
½ grüne Chilischote (10 g)
20 g Mayonnaise (80 %)
25 g Doppelrahmfrischkäse
30 g Magerquark
1 TL Dijonsenf (5 g)
½ TL Agavensirup (2,5 g)
1 TL Zitronensaft
Kräutersalz
grüner Pfeffer aus der Mühle

Pro Portion: 417 kcal
27 g F, 11 g E, 34 g KH, 6 g FB

Die **Mandelblättchen** in einer kleinen Pfanne ohne Fettzugabe goldgelb rösten. • **Salzwasser** in einem Topf zum Kochen bringen. Inzwischen den **Blumenkohl** waschen, grob in Stücke schneiden (den Strunk mitverwenden) und im Blitzhacker auf Stufe 1 grob zu Reiskorngröße hacken. Im kochenden Salzwasser 2 Minuten blanchieren, in ein Sieb abgießen, eiskalt abschrecken und abtropfen lassen. • **Petersilie** abbrausen, trocken tupfen, die Blätter abzupfen und die Stiele grob hacken. • **Paprika** und **Chili** putzen, entkernen, grob in Stücke schneiden und mit Petersilienblättern und -stielen im Blitzhacker auf Stufe 1 nicht zu fein hacken. • Blumenkohl in eine Schüssel geben, die Paprikamischung hinzufügen und vermengen. • **Mayonnaise, Frischkäse, Quark, Senf, Agavensirup** und **Zitronensaft** glatt verrühren und mit **Kräutersalz** und **Pfeffer** würzen. Über das Gemüse träufeln und vermischen. Zum Schluss die gerösteten Mandelblättchen über den Salat streuen.

Tipp Durch das kurze Blanchieren wird der Blumenkohl gerade so knapp gegart, dass er nicht mehr roh, aber keineswegs durchgegart ist und noch nicht den typischen Geruch gekochten Blumenkohls entwickelt hat. Der Salat kann sofort gegessen oder im Kühlschrank für später to go aufbewahrt werden.

Bohnen- Thunfisch-Salat

Zubereitungszeit 25 Minuten

Für 1 Portion
150 g grüne Bohnen (geputzt 125 g)
75 g Kirschtomaten
Salz
schwarzer Pfeffer aus der Mühle
1 kleine rote Zwiebel (geschält 40 g)
1 Dose Thunfisch naturell (125 g Abtropfgewicht)
2 TL Weißweinessig (10 ml; alternativ weißer Balsamico-Essig)
1 TL Dijonsenf (5 g)
3 TL Olivenöl (15 ml)
1–2 Stängel Bohnenkraut (5 g Blätter; alternativ Petersilie)

Pro Portion: 308 kcal
24 g F, 7 g E, 16 g KH, 7 g FB

Bohnen putzen, waschen und in 3–4 cm lange Stücke schneiden. In einen Dämpfeinsatz geben und über kochendem Wasser 12 Minuten bissfest dämpfen. • Inzwischen die **Tomaten** waschen und quer in Scheiben schneiden, die Stielansätze dabei wegschneiden. **Salzen** und **pfeffern.** Die **Zwiebel** schälen, längs halbieren, dann quer in hauchdünne Streifen schneiden. Den **Thunfisch** in ein Sieb geben, gut abtropfen lassen und zerpflücken. • Den **Essig** mit **Senf** und etwas **Salz** und **Pfeffer** verrühren, dann das **Olivenöl** kräftig einarbeiten. **Bohnenkraut** abbrausen, trocken tupfen und die Blätter hacken. • Die Bohnen abgießen, eiskalt abschrecken, abtropfen lassen und mit Küchenpapier trocken tupfen. Dann in eine Schüssel geben, Tomaten, Zwiebeln und Thunfisch hinzufügen, das Dressing darübergießen und vorsichtig vermengen. Zum Schluss das Bohnenkraut über den Salat streuen.

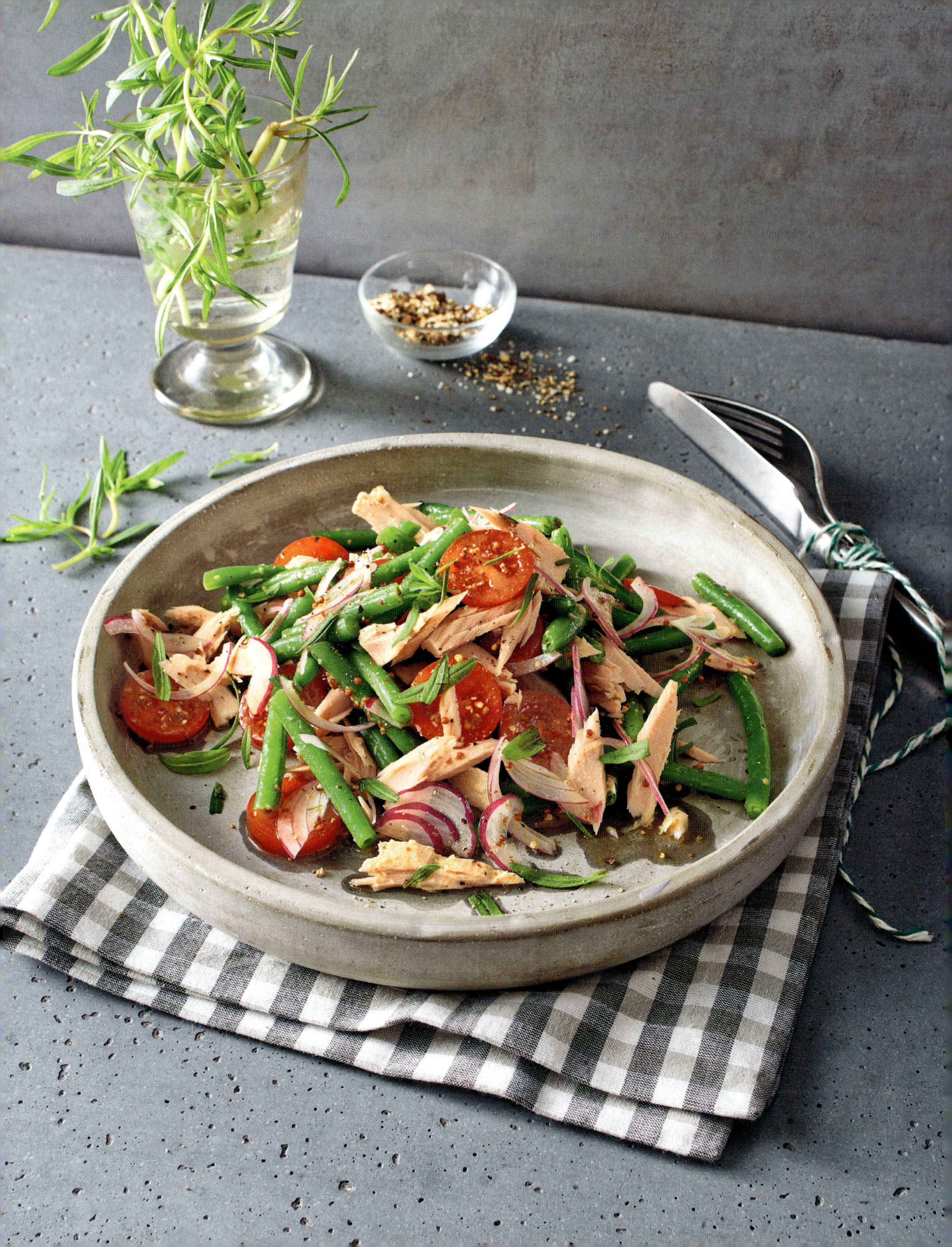

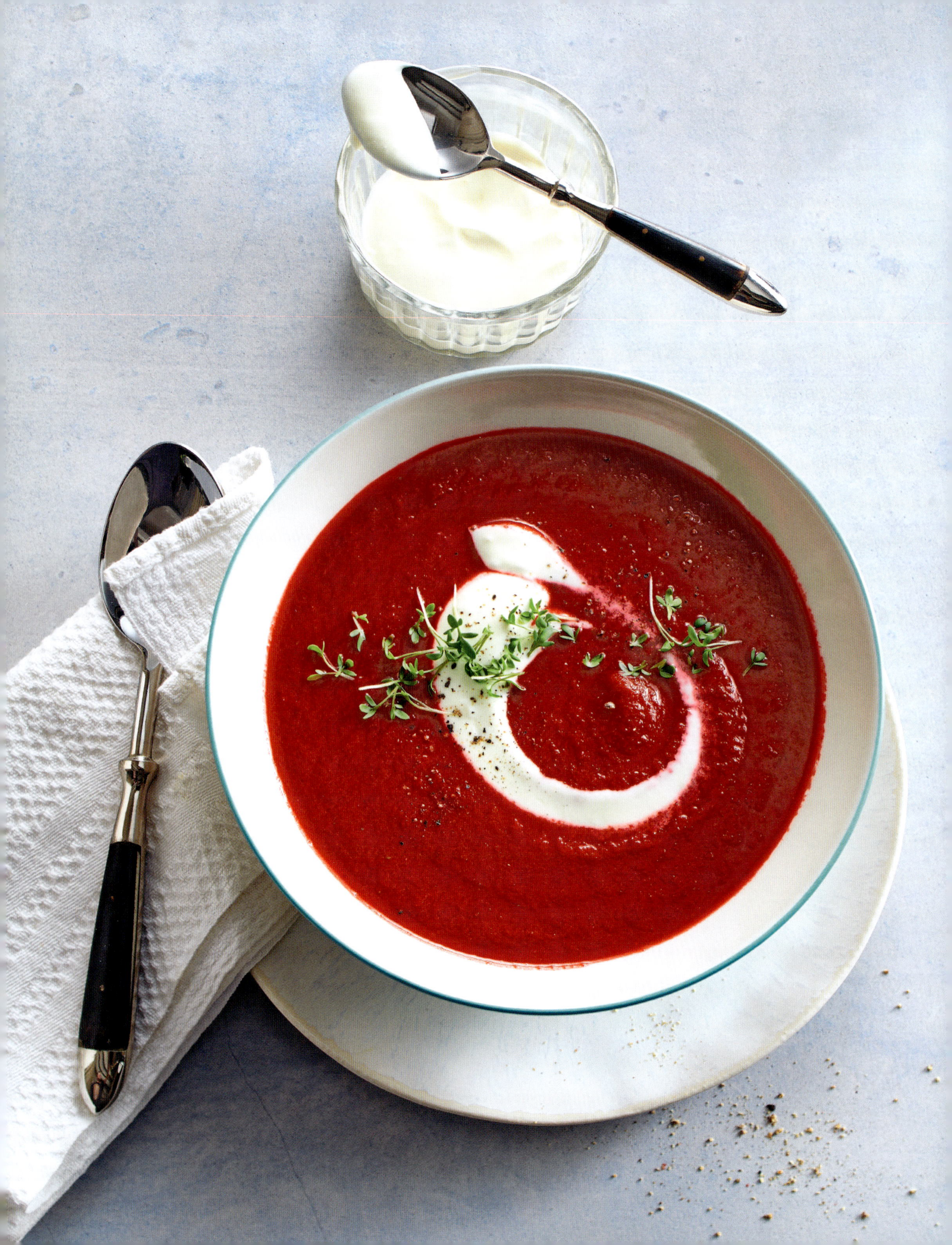

Rote-Bete-Suppe mit Meerrettich

Zubereitungszeit 40 Minuten

Für 1 Portion
1 kleine rote Zwiebel (geschält 50 g)
200 g frische Rote Beten (geschält 160 g)
2 TL Rapsöl (10 ml)
125 ml Apfelsaft
200 ml Gemüsebrühe plus evtl. etwas mehr
½ Apfel (geschält, entkernt 60 g)
10–15 g scharfer Meerrettich aus dem Glas
1 TL Akazienhonig (5 g; alternativ Agavensirup)
1–2 TL Balsamico-Essig (5–10 ml; alternativ Apfelbalsamico)
Salz
grüner Pfeffer aus der Mühle
50 g griechischer Naturjoghurt (10 %)
etwas Kresse zum Garnieren

Pro Portion: 370 kcal
17 g F, 6 g E, 46 g KH, 6 g FB

Die **Zwiebel** schälen und hacken. Die **Roten Beten** schälen und 1 cm groß würfeln, dabei am besten Küchenhandschuhe tragen. • Das **Rapsöl** in einem Topf erhitzen und die Zwiebeln darin glasig andünsten. Die Roten Beten zugeben und kurz mitdünsten. **Apfelsaft** und **Brühe** angießen, aufkochen und abgedeckt 25–30 Minuten köcheln lassen, bis die Beten weich sind. • Inzwischen den **Apfel** schälen, entkernen, in Stücke schneiden und 10 Minuten vor Ende der Kochzeit zugeben. • Die Suppe mit dem Stabmixer fein pürieren. **Meerrettich** und **Honig** einrühren und erneut durchmixen. Nach gewünschter Konsistenz eventuell etwas mehr **Brühe** zugießen. • Den **Essig** unterrühren und mit **Salz** und **Pfeffer** würzen. Die Suppe in eine Schale füllen, den **Joghurt** als Klecks daraufsetzen und leicht einrühren. Die **Kresse** abschneiden, abbrausen, trocken tupfen und bestreuen.

Tipp Schneller geht's mit vorgegarten Roten Beten aus der Folie. Dazu die Zwiebeln andünsten, gewürfelte Beten mit Apfelsaft, Brühe und Apfelstücken zugeben und 10 Minuten kochen. Dann wie beschrieben fortfahren. – Geschmacklich sind allerdings die frischen Roten Beten weitaus besser.

Brokkoli-BLIZZ-Süppchen

vegetarisch

Zubereitungszeit 12 Minuten

Für 1 Portion

⅓ Brokkoli (geputzt 150 g)
1 Frühlingszwiebel (geputzt 20 g)
3 TL Olivenöl (15 ml)
100 ml Gemüsebrühe
100 ml Milch (3,5 %)
1–2 Prisen Cayennepfeffer
1 Prise frisch geriebene Muskatnuss
1 Spritzer Limettensaft
Salz
grüner Pfeffer aus der Mühle
30 g griechischer Naturjoghurt (10 %)

Pro Portion: 286 kcal
22 g F, 10 g E, 12 g KH, 5 g FB

Brokkoli und **Frühlingszwiebel** putzen, waschen, trocken tupfen und grob in Stücke schneiden. Zusammen im Blitzhacker auf Stufe 2 zerkleinern. • Das **Olivenöl** in einem Topf erhitzen und die Brokkolimischung darin unter Rühren 2 Minuten andünsten. • Die **Brühe** angießen, aufkochen und abgedeckt 3 Minuten köcheln lassen. • Unter Zugabe der **Milch** mit dem Stabmixer fein pürieren. **Cayennepfeffer, Muskatnuss** und **Limettensaft** hinzufügen und mit **Salz** und **Pfeffer** abschmecken. • Die Suppe in eine Schale füllen und den **Joghurt** einrühren.

BLIZZ-Suppe mit Karotten und Erdnüssen

vegan laktosefrei

Zubereitungszeit ca. 15 Minuten + ca. 8 Minuten Kochzeit

Für 1 Portion

½ Zwiebel (geschält 25 g)
125 g Karotten (geschält 110 g)
10 g Ingwer (geschält 7 g)
1 kleine Knoblauchzehe (geschält 3 g)
1 TL Olivenöl (5 ml)
150 ml vegane Gemüsebrühe plus evtl. etwas mehr
23 g cremiges Erdnussmus
1 TL Limettensaft
½ TL frisch abgeriebene Biolimettenschale
Salz
schwarzer Pfeffer aus der Mühle
10 g geröstete und gesalzene Erdnusskerne
1–2 Prisen Chiliflocken

Pro Portion: 312 kcal
23 g F, 12 g E, 14 g KH, 7,5 g FB

Die **Zwiebel** schälen, grob in Stücke schneiden und im Blitzhacker auf Stufe 1 eher grob hacken. Herausnehmen. **Karotten, Ingwer** und **Knoblauchzehe** schälen, ebenfalls grob in Stücke schneiden und zusammen im Blitzhacker auf Stufe 2 sehr fein hacken. • **Olivenöl** in einem Topf erhitzen und die Zwiebeln darin glasig andünsten. Die Karottenmischung zugeben und 2 Minuten unter Rühren andünsten. Die **Brühe** angießen, aufkochen und abgedeckt etwa 8 Minuten köcheln lassen. • Das **Erdnussmus** zugeben und mit dem Stabmixer fein pürieren. **Limettensaft** und **-schale** hinzufügen und mit **Salz** und **Pfeffer** abschmecken. Die **Erdnüsse** im Blitzhacker auf Stufe 1 nur kurz und grob hacken. • Die Suppe in eine Schale füllen und mit Erdnüssen und **Chiliflocken** bestreuen.

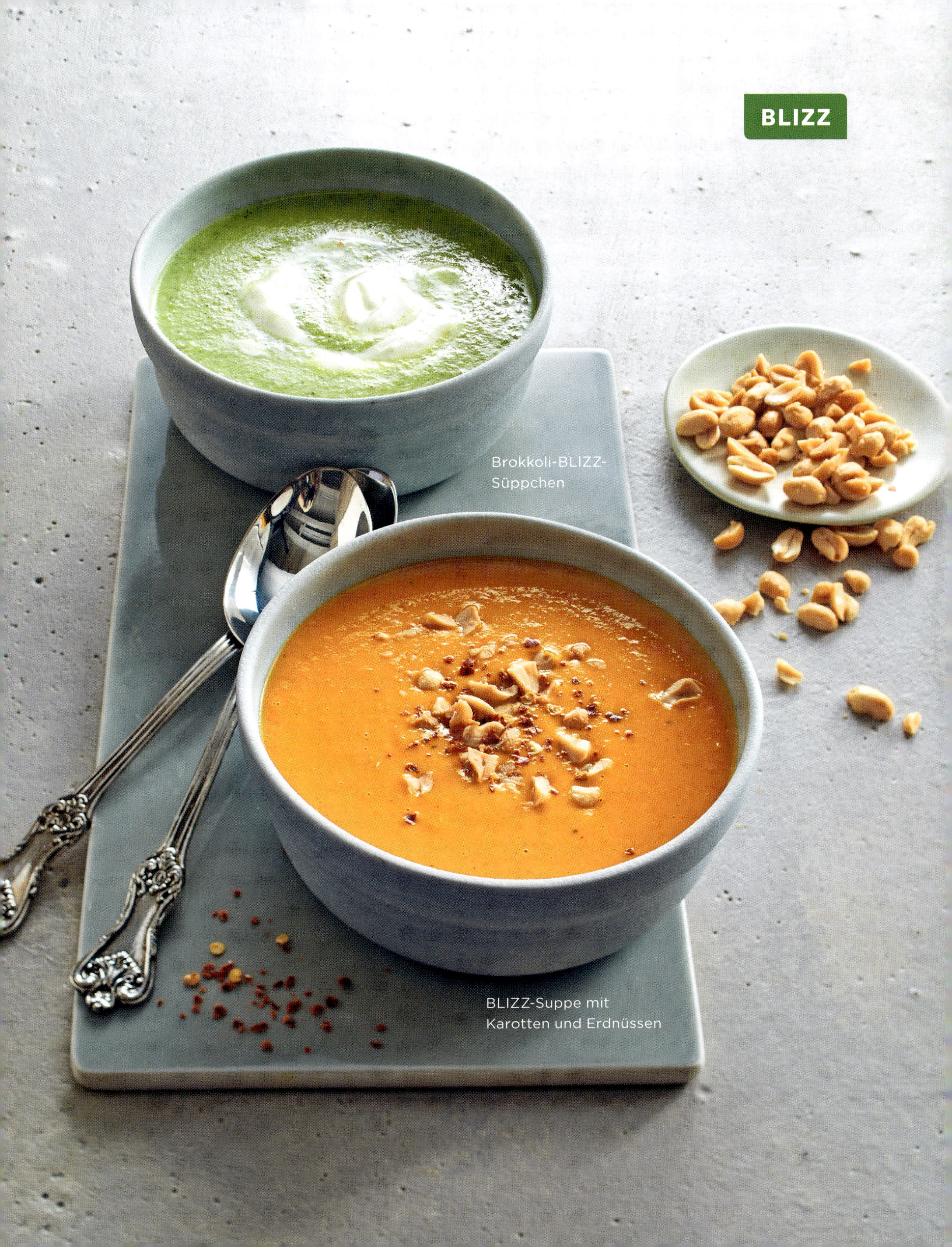

Brokkoli-BLIZZ-Süppchen

BLIZZ-Suppe mit Karotten und Erdnüssen

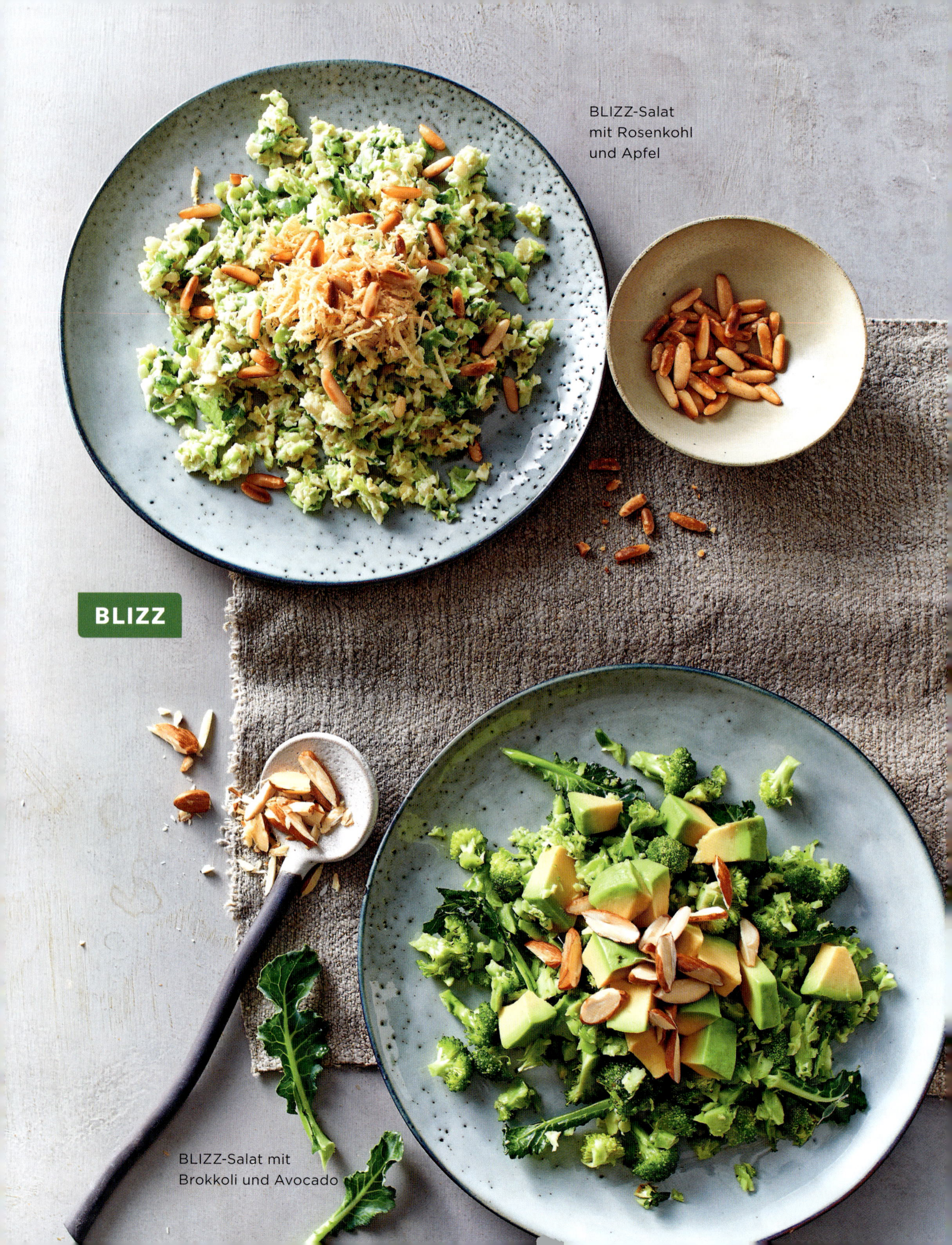

BLIZZ-Salat mit Rosenkohl und Apfel

BLIZZ

BLIZZ-Salat mit Brokkoli und Avocado

BLIZZ-Salat mit Rosenkohl und Apfel

vegetarisch

Zubereitungszeit 10 Minuten

Für 1 Portion
10 g Pinienkerne
125 g Rosenkohl (geputzt 90 g)
3–4 Stängel glatte Petersilie (7 g Stiele und Blätter)
½ kleiner Apfel (entkernt 50 g)
50 g Magerquark
25 g Doppelrahmfrischkäse
1 ½ TL Walnussöl (7,5 ml)
1 TL Apfelessig (5 ml)
Salz
grüner Pfeffer aus der Mühle
5 g frischer Meerrettich (alternativ scharfer Meerrettich aus dem Glas)

Pro Portion: 299 kcal
20 g F, 14 g E, 15 g KH, 5 g FB

Die **Pinienkerne** in einer kleinen Pfanne ohne Fettzugabe goldbraun rösten. • Den **Rosenkohl** waschen und putzen, größere Exemplare halbieren. Die **Petersilie** abbrausen, trocken tupfen und die Stiele mit den Blättern grob hacken. Zusammen mit dem Rosenkohl in den Blitzhacker geben, auf Stufe 1 grob zerkleinern und in eine Schüssel füllen. • Den **Apfel** waschen, entkernen und grob in Stücke schneiden. Im Blitzhacker auf Stufe 2 fein zerkleinern. **Quark, Frischkäse, Walnussöl, Essig** sowie etwas **Salz** und **Pfeffer** hinzufügen und weiter auf Stufe 2 fein und cremig pürieren. Zur Rosenkohlmischung in die Schüssel geben und vermengen. • Den **Meerrettich** frisch über den Salat reiben und mit den Pinienkernen bestreuen.

BLIZZ-Salat mit Brokkoli und Avocado

vegan laktosefrei

Zubereitungszeit 10 Minuten

Für 1 Portion
200 g Brokkoli (geputzt 175 g)
4 TL Olivenöl (20 ml)
Salz
schwarzer Pfeffer aus der Mühle
½ Avocado (65 g Fruchtfleisch)
2 TL Apfelessig (10 ml)
15 g braune Mandeln

Pro Portion: 459 kcal
44 g F, 10 g E, 6 g KH, 11 g FB

Vom **Brokkoli** den Stiel eventuell schälen und holzige Teile wegschneiden. Dann waschen, trocken tupfen und grob in Stücke schneiden. Im Blitzhacker auf Stufe 1 erst den Stiel, dann die Röschen grob zerkleinern. In eine Schüssel füllen, mit dem **Olivenöl** beträufeln, **salzen, pfeffern** und gut durchmischen. • **Avocado** entkernen, das Fruchtfleisch herauslösen, würfeln und auf dem Brokkoli verteilen. **Essig** darüberträufeln, mit **Salz** und **Pfeffer** würzen, dann vorsichtig vermengen. • **Mandeln** grob hacken und über den Salat streuen.

BLIZZ-Suppe mit Sellerie, Apfel und Kürbiskern-Gremolata

Zubereitungszeit 20 Minuten

Für 1 Portion
1 Stück Knollensellerie (geschält 75 g)
¼ Apfel (entkernt 40 g)
4–5 Stängel glatte Petersilie (8 g Stiele und Blätter)
1–2 Schalotten (geschält 30 g)
1 TL Olivenöl (5 ml)
125 ml Gemüsebrühe plus evtl. etwas mehr
10 g Kürbiskerne
½ TL frisch abgeriebene Biozitronenschale
Flockensalz
grüner Pfeffer aus der Mühle
100 ml Milch (3,5 %)
25 g Doppelrahmfrischkäse
1 Spritzer Zitronensaft
1–2 Prisen Cayennepfeffer
Kräutersalz

Pro Portion: 331 kcal
25 g F, 11 g E, 15 g KH, 6 g FB

Den **Knollensellerie** schälen, abbrausen und grob in Stücke schneiden. Den **Apfel** waschen, entkernen und ebenfalls grob in Stücke schneiden. Die **Petersilie** abbrausen und trocken tupfen, die Stiele grob hacken, die Blätter beiseitelegen. • Die **Schalotte(n)** schälen, grob in Stücke schneiden und im Blitzhacker auf Stufe 1 mittelgrob hacken. Das **Olivenöl** in einem Topf erhitzen und die Schalotten darin glasig andünsten. • Sellerie, Apfel und Petersilienstiele im Blitzhacker auf Stufe 2 relativ klein hacken. Die Selleriemischung zu den Schalotten geben und unter Rühren andünsten. Die **Brühe** angießen, aufkochen und abgedeckt 8–10 Minuten köcheln lassen. • Inzwischen für die Gremolata die Petersilienblätter auf Stufe 2 hacken, dann die **Kürbiskerne** zugeben und kleinstückig zerkleinern. In eine Schale geben, die **Zitronenschale** mit etwas **Flockensalz** und **Pfeffer** hinzufügen und vermischen. • Die Suppe unter Zugabe der **Milch** mit dem Stabmixer fein pürieren, falls gewünscht, etwas mehr **Brühe** angießen. Den **Frischkäse** zugeben und erneut pürieren. **Zitronensaft** und **Cayennepfeffer** einrühren und mit **Kräutersalz** und **Pfeffer** abschmecken. • Die Suppe in eine Schale füllen und mit der Gremolata bestreuen.

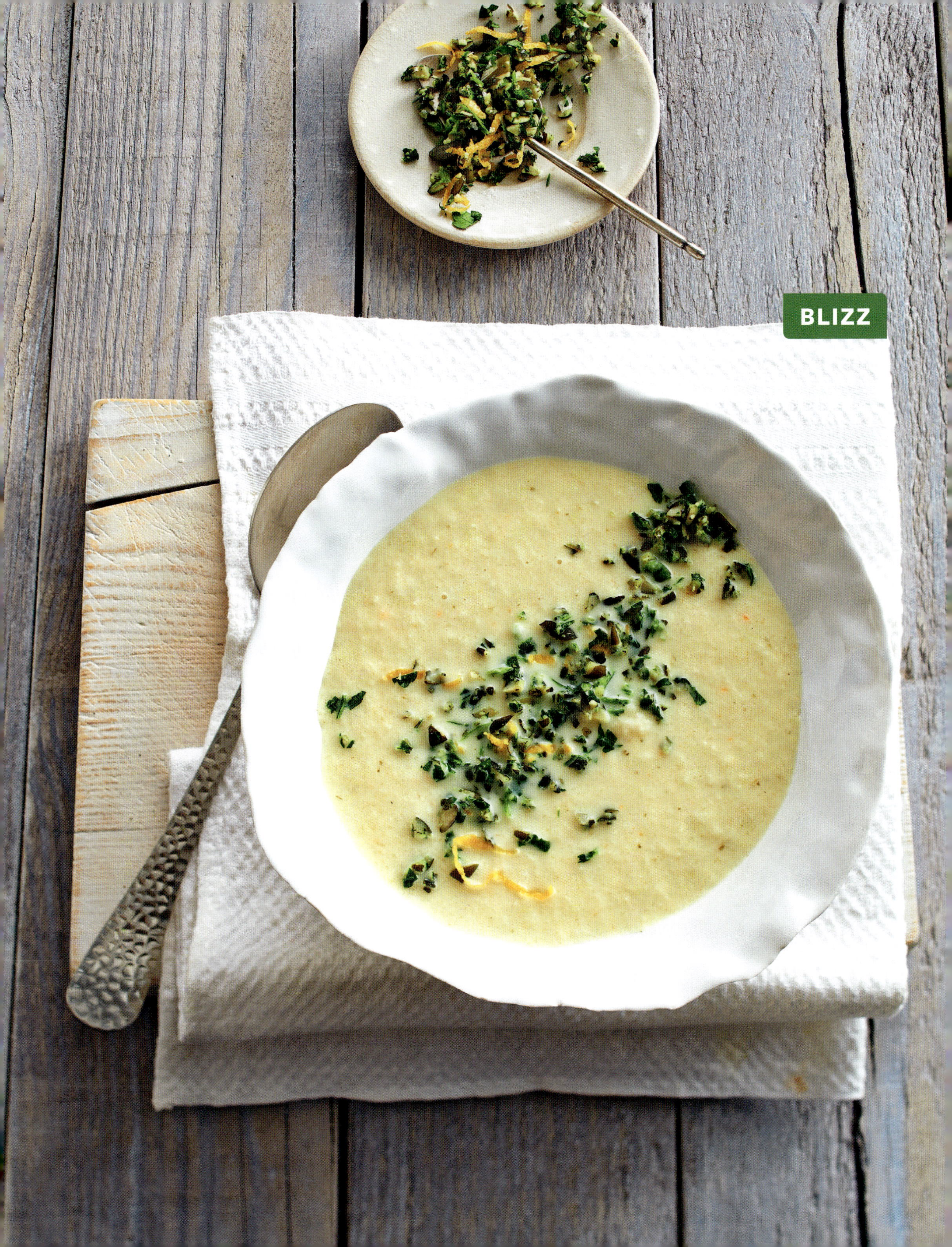

BLIZZ

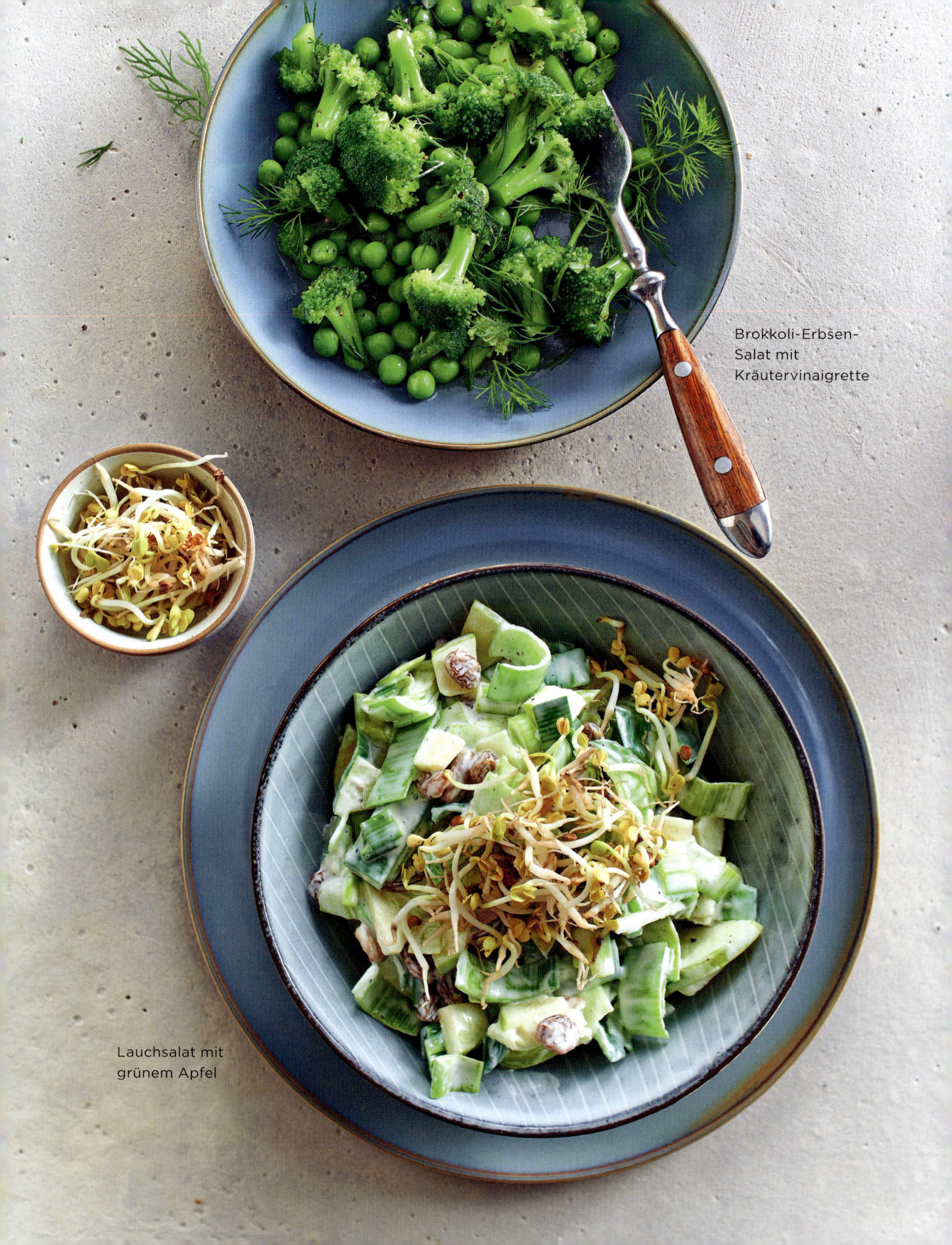

Brokkoli-Erbsen-Salat mit Kräutervinaigrette

Lauchsalat mit grünem Apfel

Brokkoli-Erbsen-Salat mit Kräutervinaigrette

vegan laktosefrei

Zubereitungszeit 15 Minuten

Für 1 Portion
½ Brokkoli (150 g Röschen)
Salz
100 g TK-Erbsen
1 kleines Bund glatte Petersilie (10 g Blätter)
2–3 Stängel Dill (5 g Dillspitzen)
2 TL Weißweinessig (10 ml; alternativ weißer Balsamico-Essig)
1 TL Dijonsenf (5 g)
grüner Pfeffer aus der Mühle
3 TL Olivenöl (15 ml)

Pro Portion: 262 kcal
17 g F, 11 g E, 17 g KH, 10,5 g FB

Den **Brokkoli** waschen, in sehr kleine Röschen teilen – etwa doppelt so groß wie Erbsen. In einen Dämpfkorb geben und über kochendem Wasser 3 Minuten bissfest dämpfen. Dann eiskalt abschrecken, abtropfen lassen, mit Küchenpapier trocken tupfen und **salzen.** • Parallel dazu die **Erbsen** in eine Schüssel geben, mit kochend heißem Wasser übergießen und 5 Minuten stehen lassen. In ein Sieb abgießen und trocken tupfen. • Die **Kräuter** abbrausen, trocken tupfen und die Blätter etwas feiner hacken. • Den **Essig** mit **Senf** und etwas **Salz** und **Pfeffer** verrühren, dann das **Olivenöl** kräftig einarbeiten. Die Kräuter in die Vinaigrette rühren. • Brokkoli und Erbsen in eine Schale geben, die Kräutervinaigrette darüberträufeln und vermengen.

Lauchsalat mit grünem Apfel

vegetarisch

Zubereitungszeit 20 Minuten

Für 1 Portion
15 g helle Sultaninen
1 möglichst helle Lauchstange (100 g)
Salz
20 g Mayonnaise (80 %)
40 g Doppelrahmfrischkäse
2 TL heller Fruchtessig (10 ml; z. B. Quitten- oder Apfelessig)
grüner Pfeffer aus der Mühle
½ grüner Apfel (ca. 75 g; z. B. Granny Smith)
15 g Paranusskerne (alternativ Walnusskerne)
1 kleine Handvoll Sprossen oder Kresse zum Garnieren

Pro Portion: 462 kcal
36 g F, 8 g E, 26 g KH, 5,5 g FB

Die **Sultaninen** in warmem Wasser einweichen. • Den **Lauch** putzen, längs halbieren, gründlich waschen und quer in knapp 1 cm dicke Scheiben schneiden. Inzwischen **Salzwasser** in einem Topf zum Kochen bringen und den Lauch darin 1 Minute blanchieren. In ein Sieb abgießen, eiskalt abschrecken, abtropfen lassen und mit Küchenpapier gut ausdrücken. • Die **Mayonnaise** mit **Frischkäse** und **Essig** glatt verrühren und mit **Salz** und **Pfeffer** würzen. • Den **Apfel** waschen, vierteln, entkernen und in hauchdünne Scheiben hobeln. Apfelscheiben und Lauch in eine Schale geben, mit dem Dressing beträufeln und vermengen. • Die Sultaninen abgießen, trocken tupfen und untermischen. Die **Paranüsse** in dünne Scheiben hobeln und teils untermischen, teils darüberstreuen – werden Walnüsse verwendet, diese hacken. • Zum Schluss die **Sprossen** abbrausen, trocken tupfen und über den Salat streuen.

Salat aus gebratenen Zucchini
mit Feta und Kirschtomaten

vegetarisch

Zubereitungszeit 20 Minuten

Für 1 Portion
250 g Zucchini (geputzt 225 g)
5 TL Olivenöl (25 ml)
Salz
schwarzer Pfeffer aus der Mühle
100 g Kirschtomaten
75 g Feta (48 %)
3 TL Balsamico-Essig (15 ml)
4–5 Stängel Basilikum
(7 g Blätter)

Pro Portion: 414 kcal
33 g F, 17 g E, 11,5 g KH, 4 g FB

Die **Zucchini** waschen, trocken tupfen und in 5 mm dicke Scheiben hobeln. • 3 TL **Olivenöl** in einer großen Pfanne erhitzen. Die Zucchinischeiben darin in zwei Durchgängen 3–4 Minuten braten, dabei ein- bis zweimal wenden. Auf Küchenpapier abtropfen lassen, die obere Seite ebenfalls abtupfen. **Salzen** und **pfeffern.** • **Kirschtomaten** waschen, trocken tupfen und in Scheiben schneiden, die Stielansätze dabei wegschneiden. Den **Feta** zerbröseln. Zucchini, Tomaten und Feta in eine Schüssel geben und locker vermengen. • Den **Essig** mit **Salz** und **Pfeffer** verrühren, restliches **Olivenöl** kräftig einarbeiten und über den Salat träufeln. Das **Basilikum** abbrausen, trocken tupfen, die Blätter grob hacken und darüberstreuen.

Hinweis Durch das Abtropfen auf Küchenpapier reduziert sich die in den Nährwerten berücksichtigte Menge von 3 TL zum Braten auf 1 TL Olivenöl.

Klassischer Tomatensalat
mit Essig-Olivenöl-Dressing

vegan laktosefrei

Zubereitungszeit 8 Minuten + 15 Minuten Marinierzeit

Für 1 Portion
200 g Tomaten
½ rote Zwiebel (30 g)
2 TL weißer Balsamico-Essig
(10 ml; alternativ Apfelessig)
Salz
schwarzer Pfeffer aus der Mühle
4 TL Olivenöl (20 ml)
3–4 Schnittlauchhalme (2 g)

Pro Portion: 234 kcal
21 g F, 1 g E, 9 g KH, 2,5 g FB

Die **Tomaten** waschen, halbieren und den Stielansatz entfernen, dann in schmale Spalten schneiden. Die **Zwiebel** schälen und quer in hauchdünne Streifen schneiden oder fein würfeln. Tomaten und Zwiebeln in eine Schüssel geben. • Den **Essig** mit etwas **Salz** und **Pfeffer** verrühren, dann das **Olivenöl** kräftig einarbeiten. Das Dressing über den Salat gießen, vermengen und mindestens 15 Minuten ziehen lassen. • Den **Schnittlauch** abbrausen, trocken tupfen, in Röllchen schneiden und über den Tomatensalat streuen.

Salat aus gebratenen Zucchini mit Feta und Kirschtomaten

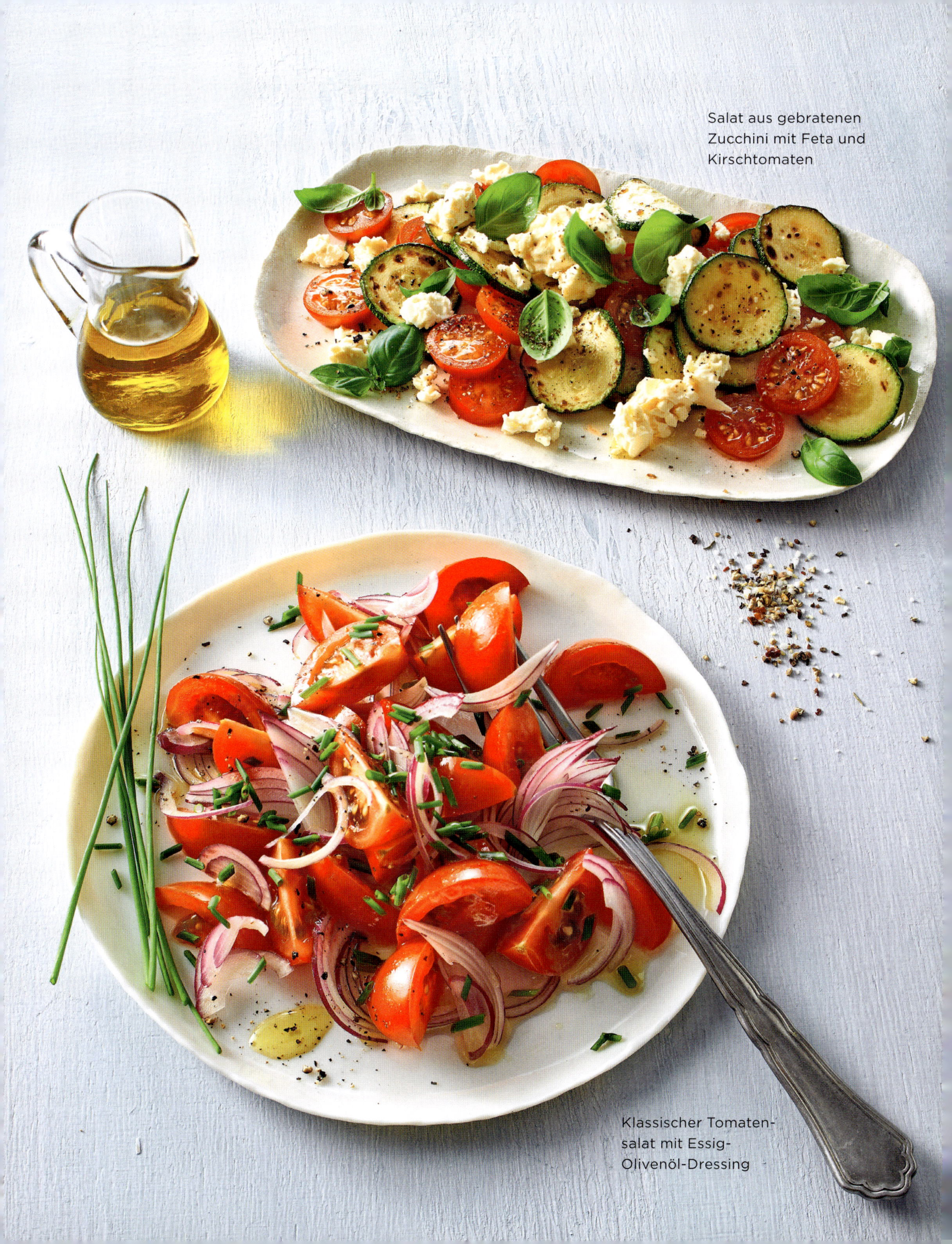

Klassischer Tomatensalat mit Essig-Olivenöl-Dressing

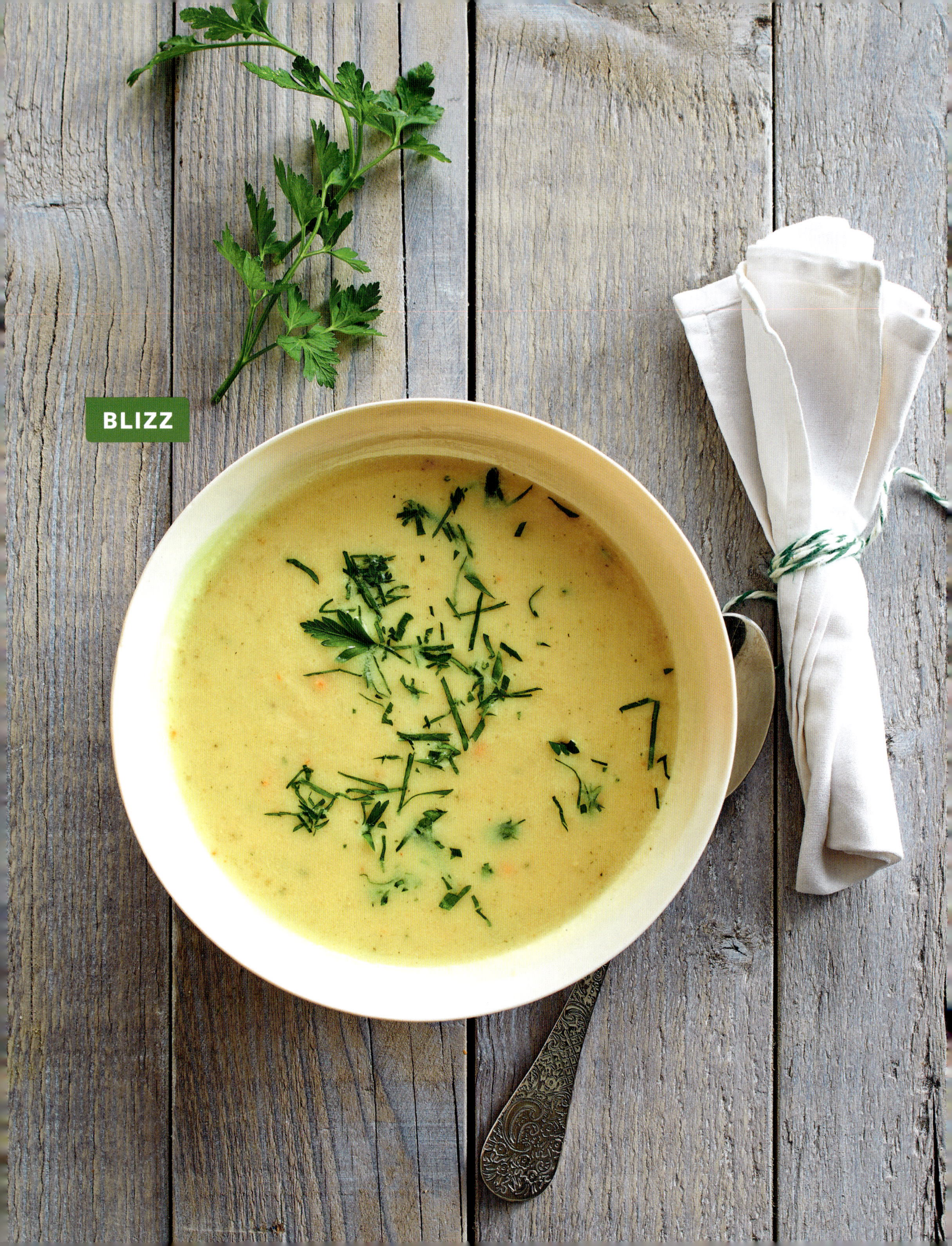
BLIZZ

Schnelle Kartoffel-BLIZZ-Suppe

Zubereitungszeit 15 Minuten

Für 1 Portion
1 Zwiebel (geschält 75 g)
1 Bund glatte Petersilie (20 g Stiele und Blätter)
180 g mehligkochende Kartoffeln (150 g geschält)
3 TL Olivenöl (15 ml)
250 ml Gemüsebrühe
75 ml Milch (3,5 %)
30 g Doppelrahmfrischkäse
1–2 Prisen Cayennepfeffer
1 Prise frisch geriebene Muskatnuss
1 TL frisch abgeriebene Biozitronenschale
1 TL Zitronensaft
Kräutersalz
grüner Pfeffer aus der Mühle

Pro Portion: 417 kcal
27 g F, 11 g E, 34 g KH, 6 g FB

Zwiebel schälen und grob in Stücke schneiden. **Petersilie** abbrausen und trocken tupfen, die Blätter abzupfen und die Stiele grob hacken. **Kartoffeln** schälen, abbrausen und grob in Stücke schneiden. • Zwiebeln und Petersilienstiele im Blitzhacker auf Stufe 2 kleinstückig hacken. Das **Olivenöl** in einem Topf erhitzen und die Zwiebelmischung darin glasig andünsten. • Mit der **Brühe** aufgießen und aufkochen. Währenddessen die Kartoffeln im Blitzhacker auf Stufe 2 zu Mus zerkleinern. In die kochende Brühe geben und abgedeckt bei kleiner Hitze 5 Minuten köcheln lassen, dabei zwischendurch ein- bis zweimal umrühren. Inzwischen die Petersilienblätter hacken. • **Milch** und **Frischkäse** zur Suppenmischung geben und mit dem Stabmixer glatt pürieren. **Cayennepfeffer, Muskatnuss, Zitronenschale** und **-saft** einrühren und mit **Kräutersalz** und **Pfeffer** abschmecken. • Die Suppe in eine Schale füllen und mit der gehackten Petersilie bestreuen.

BLIZZ-Salat mit Rotkohl und Ananas

vegetarisch

Zubereitungszeit 15 Minuten

Für 1 Portion
1 Stück Rotkohl (geputzt 110 g)
1 Scheibe frische Ananas (geschält und geputzt 75 g)
20 g Mayonnaise (80 %)
25 g Doppelrahmfrischkäse
1 TL Limettensaft
1 TL Ahornsirup (5 g)
½ TL frisch abgeriebene Biolimettenschale
1–2 Prisen Chiliflocken
Salz
schwarzer Pfeffer aus der Mühle
10 g Pekannusskerne
¼ Beet Gartenkresse oder Rettichsprossen zum Garnieren

Pro Portion: 360 kcal
29 g F, 4 g E, 20 g KH, 4,5 g FB

Den **Rotkohl** putzen, grob in Stücke schneiden und im Blitzhacker auf Stufe 2 zu Reiskorngröße zerkleinern. Die **Ananas** schälen, den Strunk entfernen und die schwarzen „Augen" herausschneiden. Dann grob in Stücke schneiden und im Blitzhacker auf Stufe 1 etwa 1 cm groß zerkleinern. Rotkohl und Ananas in einer Schüssel mischen. • **Mayonnaise** und **Frischkäse** mit **Limettensaft** und **Ahornsirup** glatt rühren, **Limettenschale** und **Chiliflocken** hinzugeben und mit **Salz** und **Pfeffer** würzen. Das Dressing über die Rotkohlmischung träufeln und vermengen. Die **Pekannüsse** grob hacken und darüberstreuen. • Zum Schluss die **Kresse** abschneiden und über den Salat streuen.

BLIZZ-Salat mit Spargel, Kürbiskernen und Parmesan

vegetarisch

Zubereitungszeit 10 Minuten

Für 1 Portion
6–8 Stängel glatte Petersilie (15 g Stiele und Blätter)
125 g grüner Spargel (geputzt 110 g)
15 g Kürbiskerne
1 ½ TL Quitten- oder Apfelessig (7,5 ml)
½ TL Dijonsenf (2,5 g)
½ TL Akazienhonig (2,5 g)
Salz
grüner Pfeffer aus der Mühle
3 TL Olivenöl (15 ml)
15 g Parmesan am Stück

Pro Portion: 318 kcal
26 g F, 13 g E, 6 g KH, 3,5 g FB

Die **Petersilie** waschen und trocken tupfen, Stiele und Blätter separat grob hacken. Den **Spargel** waschen, trocken tupfen und lediglich die holzigen Enden wegschneiden – Schälen ist nicht nötig. Den Spargel grob in Stücke schneiden, mit den Petersilienstielen im Blitzhacker auf Stufe 1 grob hacken und in eine Schüssel füllen. • Die Petersilienblätter auf Stufe 1 grob hacken, **Kürbiskerne** zugeben und ganz kurz und grob hacken. Zum Spargel geben und locker vermengen. • Den **Essig** mit **Senf, Honig** und etwas **Salz** und **Pfeffer** verrühren, dann das **Olivenöl** kräftig einarbeiten. Die Vinaigrette über den Salat träufeln und mischen. Den **Parmesan** in Spänen über den Salat hobeln.

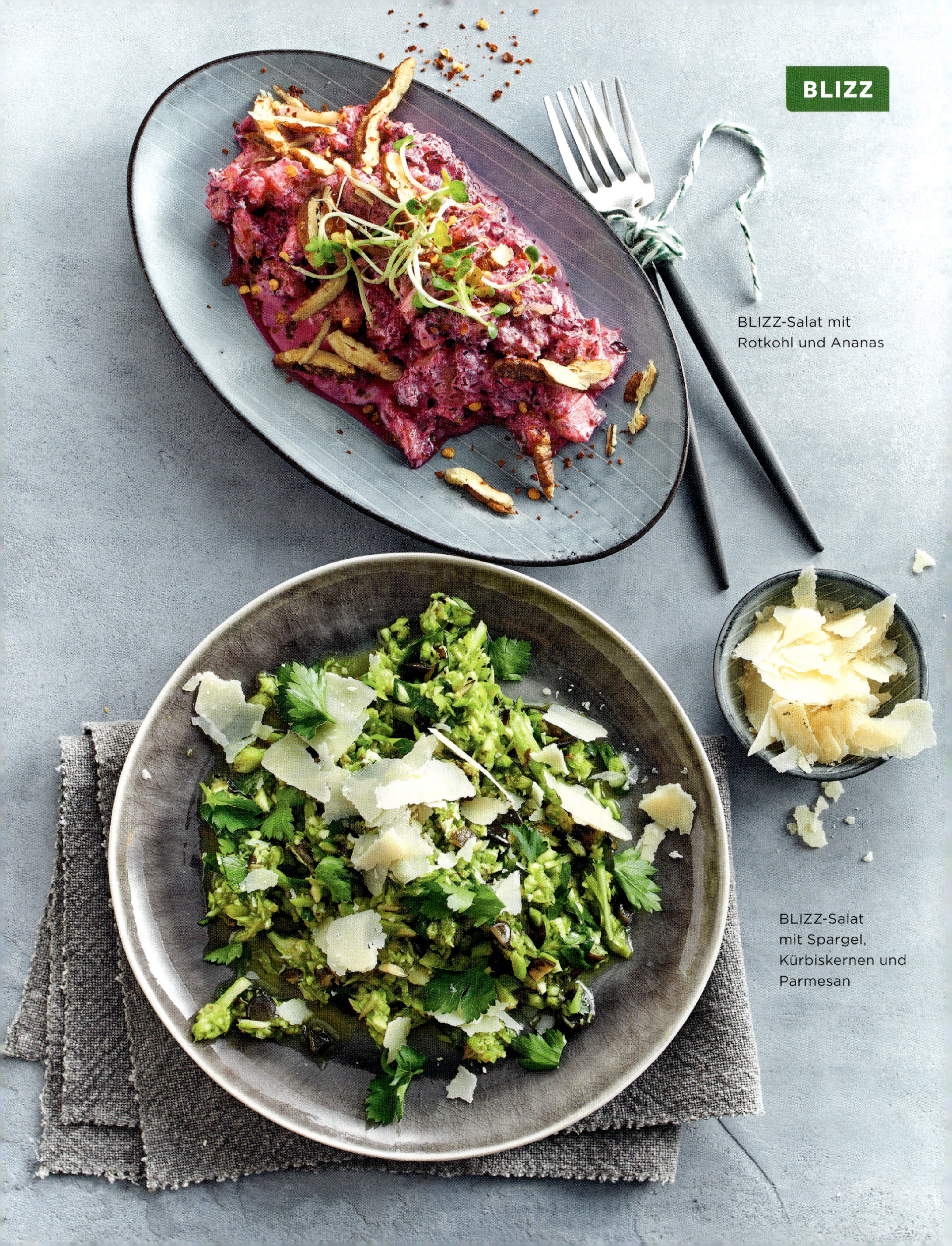

BLIZZ

BLIZZ-Salat mit Rotkohl und Ananas

BLIZZ-Salat mit Spargel, Kürbiskernen und Parmesan

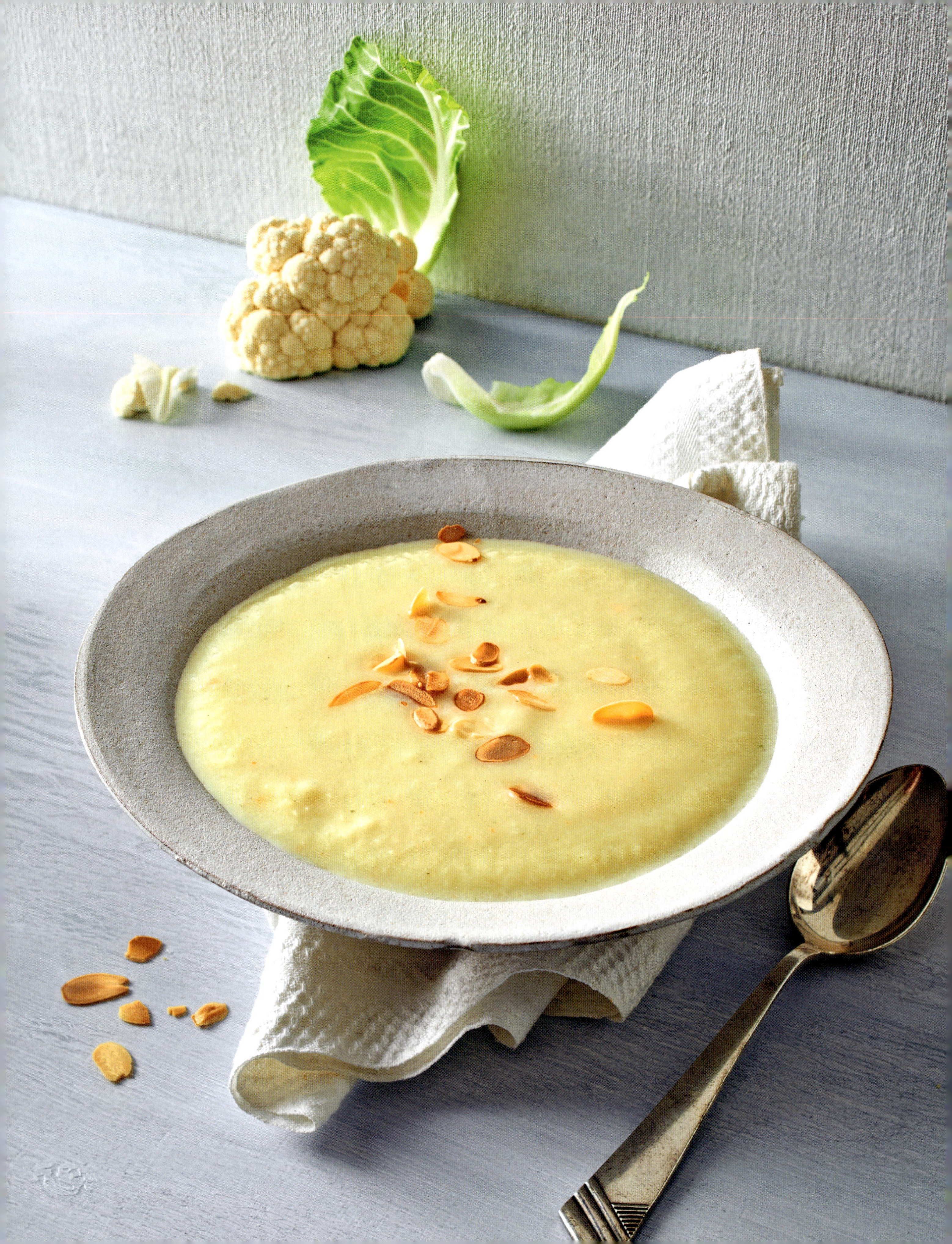

Blumenkohl- Mandel-Suppe

Zubereitungszeit 15 Minuten + ca. 20 Minuten Kochzeit

Für 1 Portion
1–2 Schalotten (geschält 30 g)
1 kleine Knoblauchzehe (3 g)
1 Stück Blumenkohl (knapp 100 g Röschen)
½ kleine mehligkochende Kartoffel (geschält 50 g)
2 TL Olivenöl (10 ml)
250 ml vegane Gemüsebrühe plus evtl. etwas mehr
1 Lorbeerblatt
10 g Mandelblättchen
20 g weißes Mandelmus
frisch geriebene Muskatnuss
1 Spritzer Zitronensaft
Salz
weißer Pfeffer aus der Mühle

Pro Portion: 354 kcal
28 g F, 12 g E, 13 g KH, 7,5 g FB

Schalotte(n) und **Knoblauchzehe** schälen und hacken. **Blumenkohl** in mittelgroße Röschen teilen, abbrausen und abtropfen lassen. Die **Kartoffel** schälen, waschen und gleichmäßig in etwa 2 cm große Würfel schneiden. • Das **Olivenöl** in einem Topf erhitzen und die Schalotten darin glasig andünsten. Den Knoblauch hinzufügen und kurz mitdünsten. 200 ml **Brühe** mit dem **Lorbeerblatt** zugeben und aufkochen. Blumenkohl und Kartoffeln hinzufügen, nochmals aufkochen, dann abgedeckt etwa 20 Minuten weich garen. • Inzwischen die **Mandelblättchen** in einer kleinen Pfanne ohne Fettzugabe goldgelb rösten. • Das Lorbeerblatt entfernen und die Suppe mit dem Stabmixer fein pürieren. Das **Mandelmus** einrühren und je nach gewünschter Konsistenz die restliche **Brühe** dazugießen. **Muskatnuss** und **Zitronensaft** hinzufügen und mit **Salz** und **Pfeffer** würzen. • Die Suppe in eine vorgewärmte Schale füllen und mit den Mandeln bestreuen.

BLIZZ-Salat mit Roten Beten und Blaubeeren

vegan laktosefrei

Zubereitungszeit 10 Minuten

Für 1 Portion
175 g frische Rote Beten (geschält 150 g)
3 TL Granatapfelmelasse (15 ml; alternativ Balsamico-Essig)
1 TL Tamari (glutenfreie Sojasauce; 5 ml)
Salz
schwarzer Pfeffer aus der Mühle
3 TL Olivenöl (15 ml)
50 g Blaubeeren
ca. 20 Schnittlauchhalme (10 g)

Pro Portion: 259 kcal
16 g F, 4 g E, 26 g KH, 7 g FB

Die **Roten Beten** schälen (am besten Küchenhandschuhe anziehen), grob in Stücke schneiden und im Blitzhacker auf Stufe 2 feinstückig zerkleinern. In eine Schüssel füllen. • **Granatapfelmelasse** mit **Tamari,** etwas **Salz** und **Pfeffer** verrühren, dann das **Olivenöl** kräftig einarbeiten. Über die Beten träufeln und vermischen. • Die **Blaubeeren** abbrausen, trocken tupfen und unterheben. Den **Schnittlauch** abbrausen, trocken tupfen, klein schneiden und über den Salat streuen.

BLIZZ-Salat mit Topinambur und Karotte

vegetarisch

Zubereitungszeit 15 Minuten

Für 1 Portion
100 g Magerquark
2 TL Leinöl (10 ml)
1 TL Gemüsepaste (nach Belieben; siehe Seite 53)
1 TL Apfelessig (5 ml; alternativ Zitronensaft)
Kräutersalz
schwarzer Pfeffer aus der Mühle
100 g Karotten (geschält 80 g)
100 g Topinamburen (geschält 75 g)
15 g Sonnenblumenkerne
ca. 20 Schnittlauchhalme (10 g)

Pro Portion: 300 kcal
17 g F, 21 g E, 13 g KH, 14 g FB

Quark mit **Leinöl,** nach Belieben **Gemüsepaste, Essig** und etwas **Kräutersalz** und **Pfeffer** in einer Schale verrühren. • **Karotten** und **Topinamburen** schälen, abbrausen, grob in Stücke schneiden und im Blitzhacker auf Stufe 2 nach Geschmack feiner oder gröber zerkleinern. Sofort unter die Quarkmischung heben, damit sich die Topinamburen nicht verfärben. • Die **Sonnenblumenkerne** in einer kleinen Pfanne ohne Fettzugabe goldbraun rösten. • Den **Schnittlauch** abbrausen, trocken tupfen und in Röllchen schneiden. Mit den Sonnenblumenkernen über den Salat streuen.

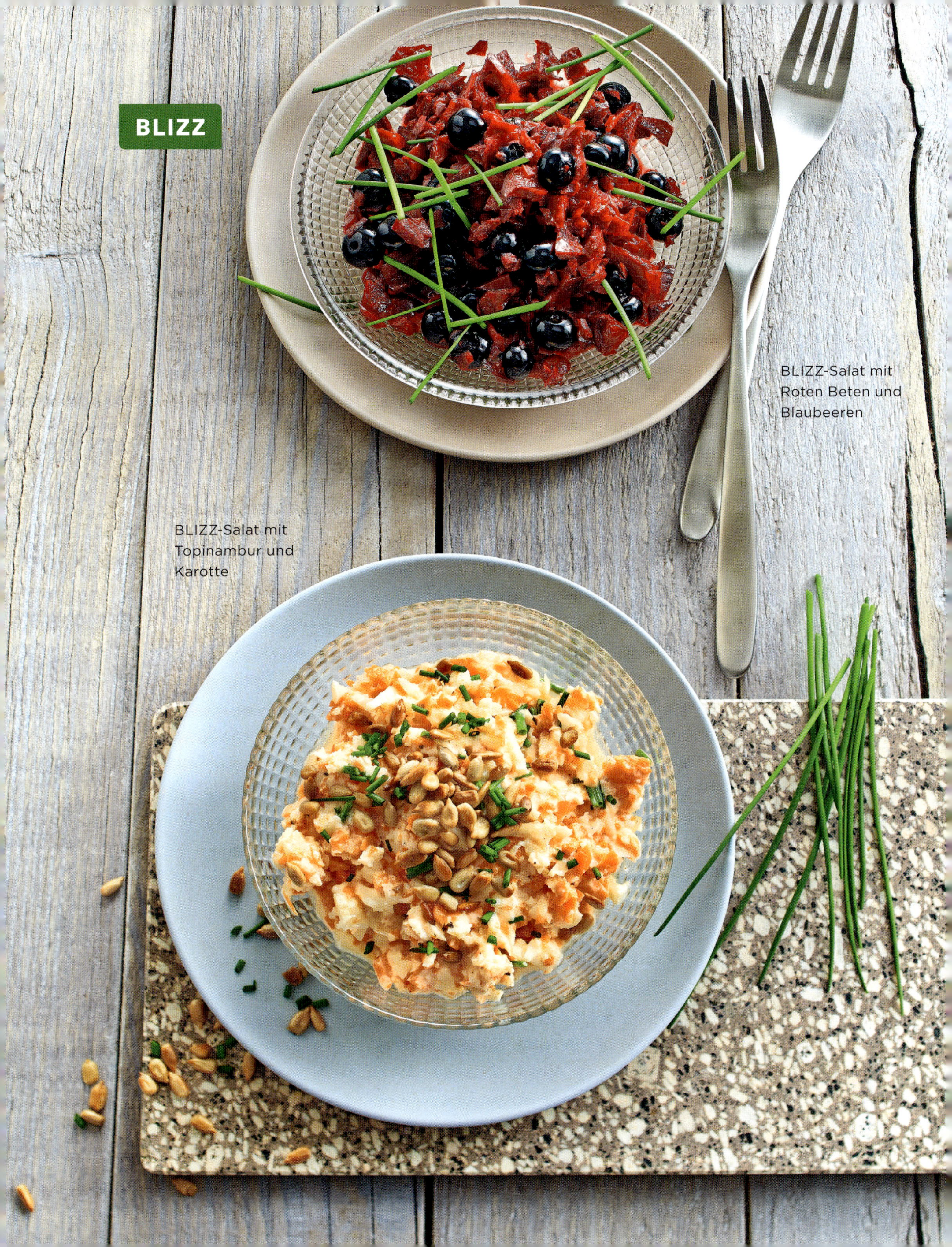

BLIZZ-Salat mit Roten Beten und Blaubeeren

BLIZZ-Salat mit Topinambur und Karotte

HAUPT-
GERICHTE

Für manche ist das Wort „Hauptgericht“ fast beängstigend. Das klingt so mächtig und kalorienreich und dauert in der Zubereitung vermutlich viel zu lange, dass man sich lieber schnell ein Sandwich kauft. Großer Irrtum: Unsere Hauptgerichte reichen von kleinen, leichten bis zu gesund sättigenden Mahlzeiten zwischen 300 und maximal 550 Kilokalorien, die fast alle in 15–30 Minuten gemacht sind. Und weil es so schnell geht, kann man viele von ihnen morgens frisch zubereiten und mit ins Büro nehmen.

BLIZZ-Buletten aus Champignons und schwarzen Bohnen

Zubereitungszeit 40 Minuten

Für 6 Stück
20 g Chiasamen
25 g Walnusskerne
1 Zwiebel (geschält 50 g)
20 g Petersilienstiele (Blätter anderweitig verwenden)
250 g feste braune Champignons (geputzt 200 g)
6 TL Olivenöl (30 ml)
Salz
½ Dose schwarze Bohnen (120 g Abtropfgewicht)
30 g glutenfreie zarte Haferflocken
15 g helle Misopaste
schwarzer Pfeffer aus der Mühle

Pro Stück: 142 kcal
10 g F, 5 g E, 7 g KH, 4 g FB

Die **Chiasamen** in eine Schale geben, 60 ml heißes Wasser (70 °C) zugießen, mischen und bis zur Verwendung stehen lassen. • Die **Walnusskerne** im Blitzhacker auf Stufe 1 grob hacken und beiseitestellen. • Die **Zwiebel** schälen und grob in Stücke schneiden. Die **Petersilienstiele** abbrausen, grob hacken und mit den Zwiebeln im Blitzhacker auf Stufe 1 nicht zu fein hacken. Die **Pilze** trocken putzen, die Stiele herausdrehen (oder bei geschlossenen Kappen nur knapp wegschneiden), halbieren oder vierteln und im Blitzhacker auf Stufe 2 kleinstückig hacken. • 3 TL **Olivenöl** in einer Pfanne erhitzen und die Zwiebelmischung darin glasig andünsten. Pilze zugeben und unter Rühren bei hoher Hitze 2 Minuten anbraten. **Salzen** und weitere 2 Minuten braten. Herausnehmen und in eine Schüssel füllen. • Inzwischen die **Bohnen** in einem Sieb abbrausen und abtropfen lassen. Mit **Haferflocken** und **Misopaste** im Blitzhacker auf Stufe 2 nicht ganz fein pürieren. Die Bohnenmischung mit Chiasamen und Walnüssen zu den Pilzen in die Schüssel geben, gründlich verkneten und mit **Salz** und **Pfeffer** würzen. Aus der Masse sechs gleich große Buletten formen. • Restliches **Olivenöl** in der Pfanne erhitzen und die Buletten darin scharf anbraten. Nach 2 Minuten auf mittlere Hitze reduzieren und die Buletten unter gelegentlichem Wenden 8–10 Minuten knusprig braun braten.

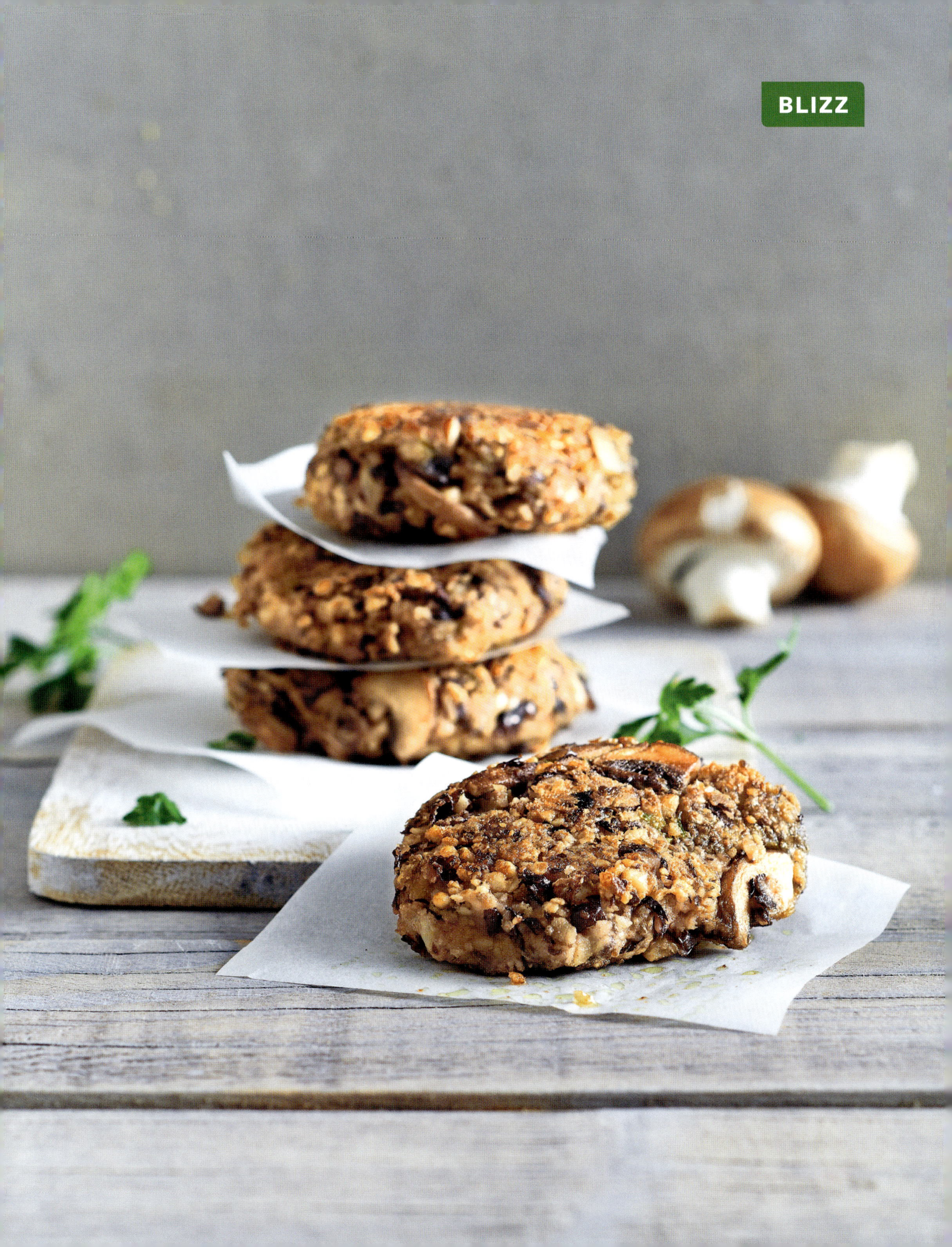
BLIZZ

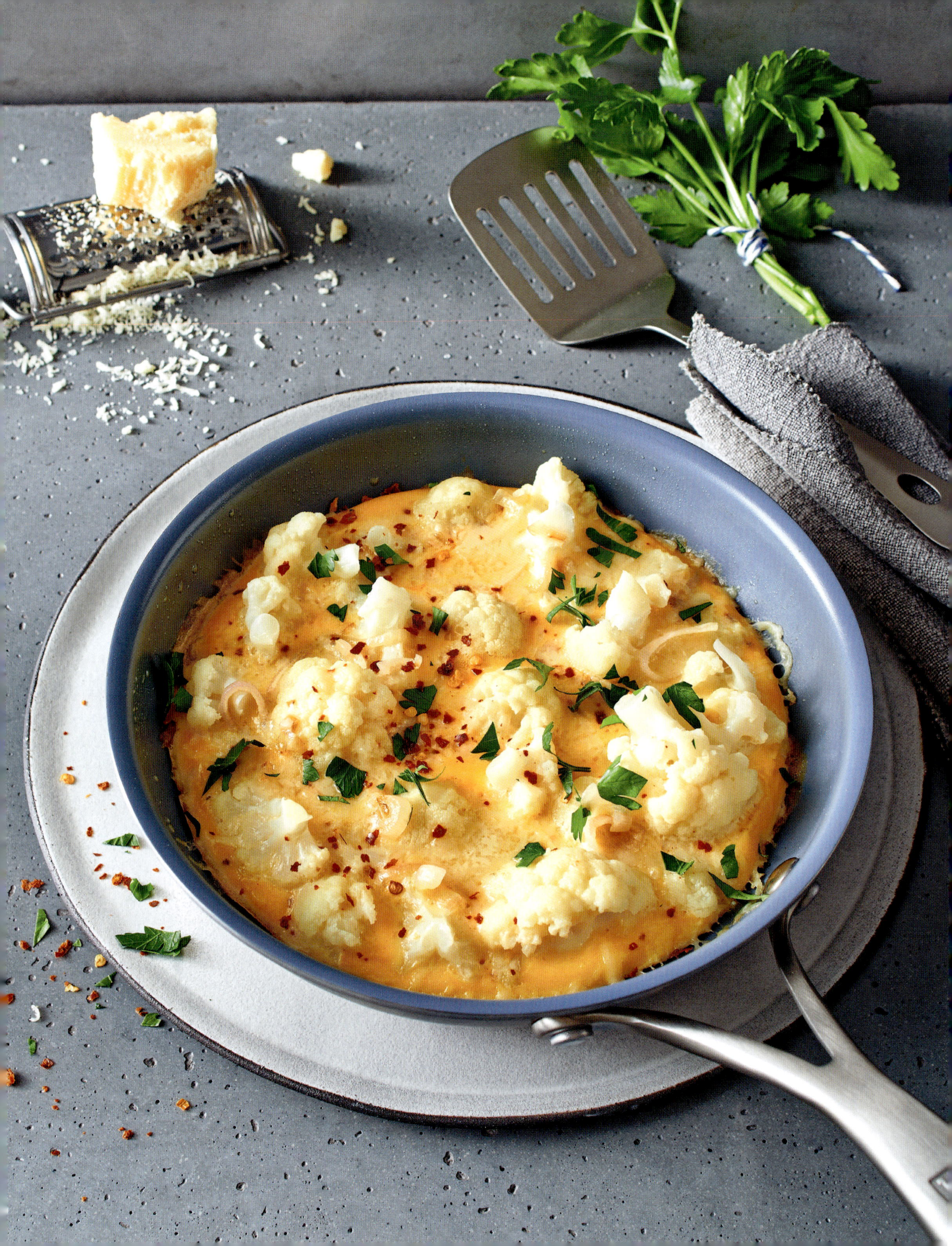

Blumenkohl-Frittata

Zubereitungszeit 15 Minuten + ca. 8 Minuten Garzeit

Für 1 Portion
1 Stück Blumenkohl (100 g Röschen)
1–2 Schalotten (geschält 30 g)
1 Knoblauchzehe (5 g)
25 g Schmand (24 %)
Kräutersalz
grüner Pfeffer aus der Mühle
2 Eier (Größe M)
1 ½ TL Olivenöl (7,5 ml)
15 g Parmesan am Stück
2–3 Stängel glatte Petersilie (5 g Blätter)
1–2 Prisen Chiliflocken

Pro Portion: 399 kcal
30 g F, 24 g E, 7 g KH, 4 g FB

Den **Blumenkohl** putzen und in gleichmäßig große, mundgerechte Röschen zerteilen. Abbrausen, in einen Dämpfeinsatz geben und über kochendem Wasser 4–5 Minuten bissfest dämpfen. • Inzwischen die **Schalotte(n)** schälen und quer in schmale Ringe schneiden. Die **Knoblauchzehe** schälen und hacken. Den **Schmand** mit **Kräutersalz** und **Pfeffer** in einer Schale verrühren. Die **Eier** verquirlen und in den gewürzten Schmand rühren. • Das **Olivenöl** in einer großen Pfanne erhitzen und die Schalotten darin glasig andünsten. Den Knoblauch kurz mitdünsten lassen, dann den Blumenkohl darin 1–2 Minuten rührbraten und die Zutaten gleichmäßig in der Pfanne verteilen. Die Hitze reduzieren, die Eiermasse darübergießen und abgedeckt bei sehr kleiner Hitze etwa 8 Minuten stocken lassen. • Den **Parmesan** reiben, über die Frittata streuen und abgedeckt 1–2 Minuten schmelzen lassen. Inzwischen die **Petersilie** abbrausen, trocken tupfen, die Blätter hacken und mit den **Chiliflocken** über die Frittata streuen.

Mit Ei überbackene Tomaten

Zubereitungszeit 15 Minuten + ca. 40 Minuten Backzeit

Für 1 Portion

4–6 möglichst gleich große, kleinere bis mittelgroße Tomaten (gehäutet 200 g)
5 g Butter
Salz
schwarzer Pfeffer aus der Mühle
2–3 Zweige Thymian (1–2 g Blätter)
3 Eier (Größe M)
75 g Schmand (24 %)
1–2 Prisen Cayennepfeffer
1 Prise frisch geriebene Muskatnuss
2–3 Stängel glatte Petersilie (5 g Blätter)

Pro Portion: 518 kcal
41 g F, 26 g E, 9,5 g KH, 2,5 g FB

Den Backofen auf 180 °C Umluft vorheizen. Die **Tomaten** in kochendem Wasser kurz blanchieren und häuten, die Stielansätze dabei vorsichtig herausschneiden. • Eine kleine Auflaufform mit der **Butter** ausstreichen, die Tomaten hineingeben und mit **Salz** und **Pfeffer** würzen. Den **Thymian** abbrausen und trocken tupfen, die Blätter abstreifen, hacken und über die Tomaten streuen. • Die **Eier** mit dem **Schmand** verquirlen und mit **Cayennepfeffer, Muskatnuss** und etwas **Salz** und **Pfeffer** würzen. Die Eiermasse über die Tomaten gießen und im vorgeheizten Ofen auf der mittleren Schiene etwa 40 Minuten backen. Falls die Oberfläche zu schnell bräunt, nach etwa 20 Minuten locker mit Alufolie abdecken. • **Petersilie** abbrausen, trocken tupfen und die Blätter hacken. • Die Auflaufform aus dem Ofen nehmen und die überbackenen Tomaten mit der Petersilie bestreuen.

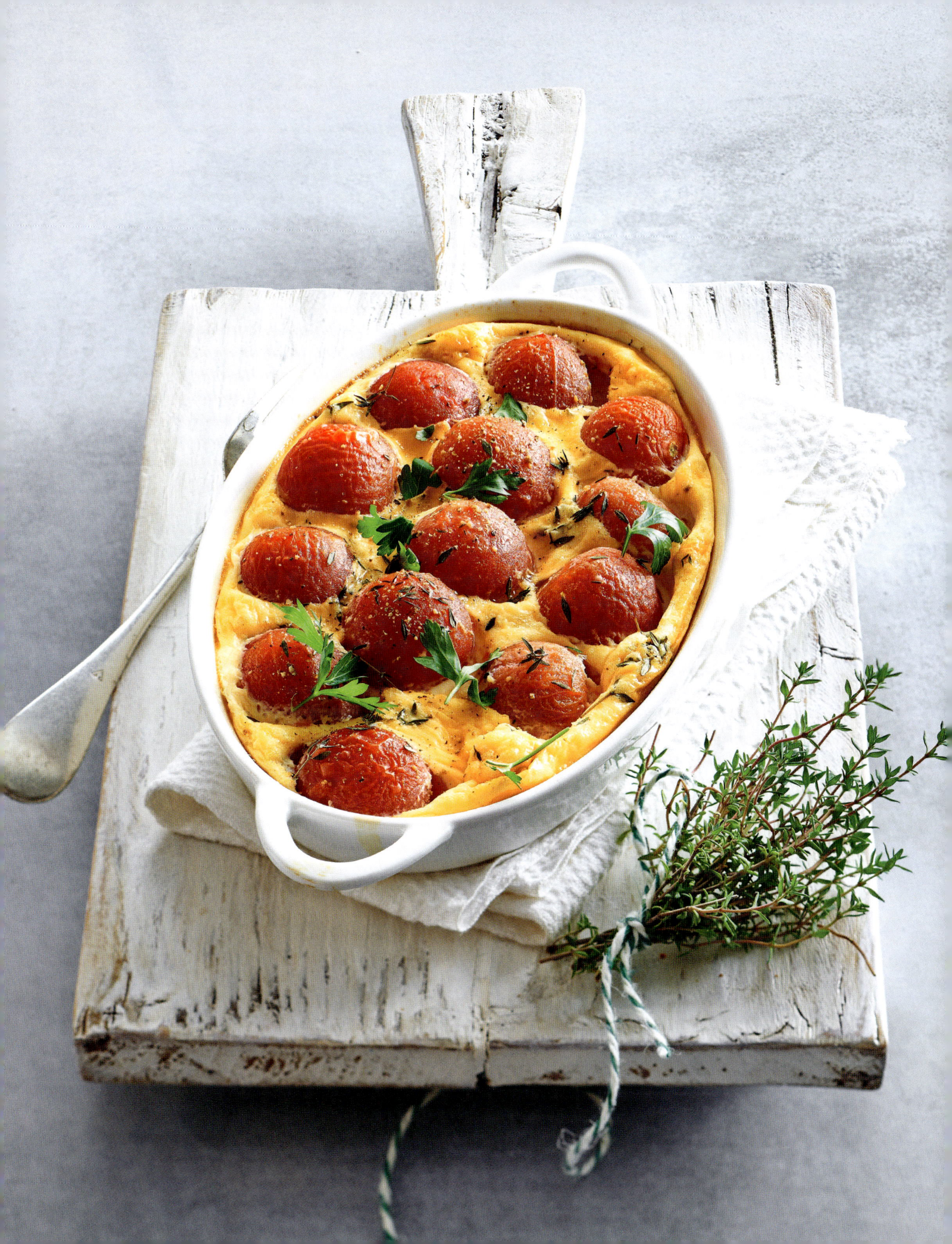

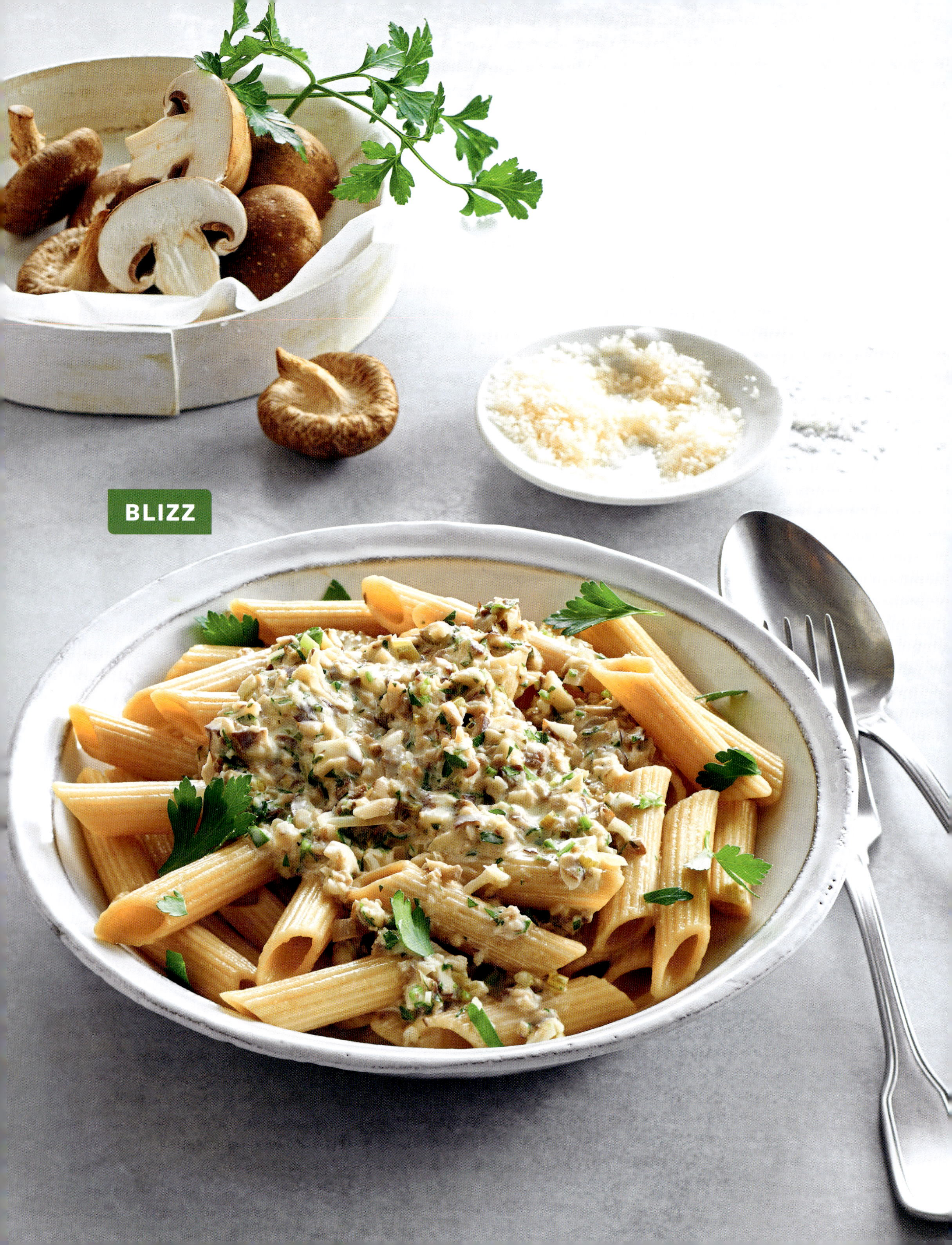
BLIZZ

BLIZZ-Pilzsugo mit Vollkornreisnudeln

Zubereitungszeit 20 Minuten

Für 1 Portion
1 kleine Schalotte (geputzt 15 g)
75 g Shiitakepilze (geputzt 50 g)
75 g feste braune Champignons (geputzt 50 g)
½ Bund glatte Petersilie (10 g Stiele und Blätter)
Salz
75 g Vollkornreisnudeln (z. B. Penne)
1 ½ TL Olivenöl (7,5 ml)
1 TL Gemüsepaste (siehe Seite 53; alternativ glutenfreies Fertigprodukt)
50 ml Milch (3,5 %)
40 g Doppelrahmfrischkäse
1–2 Prisen Cayennepfeffer
½ TL Steinpilzpulver (ca. 1 g; siehe auch Tipp)
1 Spritzer Zitronensaft
½ TL frisch abgeriebene Biozitronenschale
schwarzer Pfeffer aus der Mühle

Pro Portion: 514 kcal
22 g F, 13 g E, 66 g KH, 6 g FB

Die **Schalotte** schälen und im Blitzhacker auf Stufe 2 fein hacken. Herausnehmen. • Die **Pilze** trocken putzen, dabei von den Shiitakepilzen die Stiele ganz wegschneiden, von den Champignons nur trockene oder braune Stellen entfernen. Größere Pilze halbieren, dann Shiitakepilze und Champignons im Blitzhacker separat auf Stufe 2 fein hacken. • Die **Petersilie** abbrausen, trocken tupfen und einige Blätter zum Garnieren beiseitelegen. Restliche Blätter sowie Stiele separat auf Stufe 2 blitzhacken. • **Salzwasser** in einem Topf zum Kochen bringen und die **Vollkornreisnudeln** darin nach Packungsangaben garen. • Parallel dazu das **Olivenöl** in einer Pfanne erhitzen. Schalotten darin bei mittlerer Hitze glasig andünsten. Shiitakepilze zugeben und unter Rühren 2 Minuten mitdünsten. An den Pfannenrand schieben. Champignons mit gehackten Petersilienstielen und -blättern zugeben und 3 Minuten dünsten. • Die **Gemüsepaste** einrühren, die **Milch** zugießen und aufkochen. Den **Frischkäse** einrühren und je nach gewünschter Konsistenz etwas Wasser, zum Beispiel Pastakochwasser, hinzufügen – die Sauce sollte aber dicklich sein. Mit **Cayennepfeffer, Steinpilzpulver, Zitronensaft** und **-schale** pikant würzen und mit **Salz** und **Pfeffer** abschmecken. • Die Nudeln in ein Sieb abgießen, kurz abtropfen lassen, dann zum Pilzsugo in die Pfanne geben und vermischen. Auf einen Pastateller geben und mit den beiseitegelegten Petersilienblättern garnieren.

Tipp Ersetzen Sie die Vollkornreisnudeln durch die gleiche Menge an Nudeln aus grünen oder schwarzen Bohnen. Damit reduzieren sich die Kohlenhydrate bei gleichzeitig deutlicher Erhöhung der Eiweiß- und Ballaststoffwerte. Die Nährwerte betragen dann pro Portion: **498 kcal, 23 g F, 41 g E, 25 g KH, 20 g FB.** – Steinpilzpulver können Sie auch selbst herstellen. Dazu einige getrocknete Steinpilze im Blitzhacker auf Stufe 2 zu einem feinen Pulver zerkleinern. In einem Schraubglas aufbewahren und in kleinen Mengen zum Würzen verwenden.

Letscho mit verlorenen Eiern

Zubereitungszeit 30 Minuten

Für 1 Portion
1 mittelgroße rote Zwiebel (geschält 70 g)
1–2 Knoblauchzehen (geschält 7 g)
2 rote Paprikaschoten (geschält und entkernt 200 g)
1–2 Zweige Rosmarin (3–5 g Nadeln)
3 TL Olivenöl (15 ml)
20 g Tomatenmark
100 ml Gemüsebrühe
125 g Kirschtomaten
3–4 Zweige Thymian (2 g Blätter)
2–3 Stängel glatte Petersilie (5 g Blätter)
1 TL Delikatess-Paprikapulver
Salz
schwarzer Pfeffer aus der Mühle
2 Eier (Größe M)

Pro Portion: 417 kcal
29 g F, 20 g E, 17 g KH, 10 g FB

Zwiebel und **Knoblauchzehe(n)** schälen und hacken. **Paprikaschoten** dünn schälen, halbieren, entkernen, abbrausen und in 2 cm große Stücke schneiden. Den **Rosmarin** abbrausen, trocken tupfen und etwas davon beiseitelegen. Vom Rest die Nadeln abzupfen und fein hacken. • Das **Olivenöl** in einer Pfanne erhitzen und die Zwiebeln darin glasig andünsten. Die Paprika zugeben und 3 Minuten unter häufigem Rühren anbraten. Knoblauch und die Hälfte des Rosmarins hinzufügen und kurz anbraten. Alles an den Pfannenrand schieben und das **Tomatenmark** in der Pfannenmitte unter Rühren anrösten. Mit der **Brühe** ablöschen, alles mischen, aufkochen und ohne Deckel 5 Minuten köcheln lassen, dabei öfter umrühren. • Inzwischen die **Tomaten** waschen und quer in dünne Scheiben schneiden, die Stielansätze dabei entfernen. **Thymian** und **Petersilie** abbrausen, trocken tupfen und die Blätter hacken. • Die Tomaten zur Paprikamischung geben und abgedeckt 4 Minuten köcheln lassen. Das **Paprikapulver** darüberstreuen und mit **Salz** und **Pfeffer** würzen. Thymian, Petersilie und gehackten Rosmarin einrühren. • Mit dem Löffelrücken zwei Mulden in die Sauce drücken, die **Eier** aufschlagen, hineingleiten und stocken lassen. Zum Schluss noch mal **salzen** und **pfeffern** und das Letscho mit dem beiseitegelegten Rosmarin bestreuen.

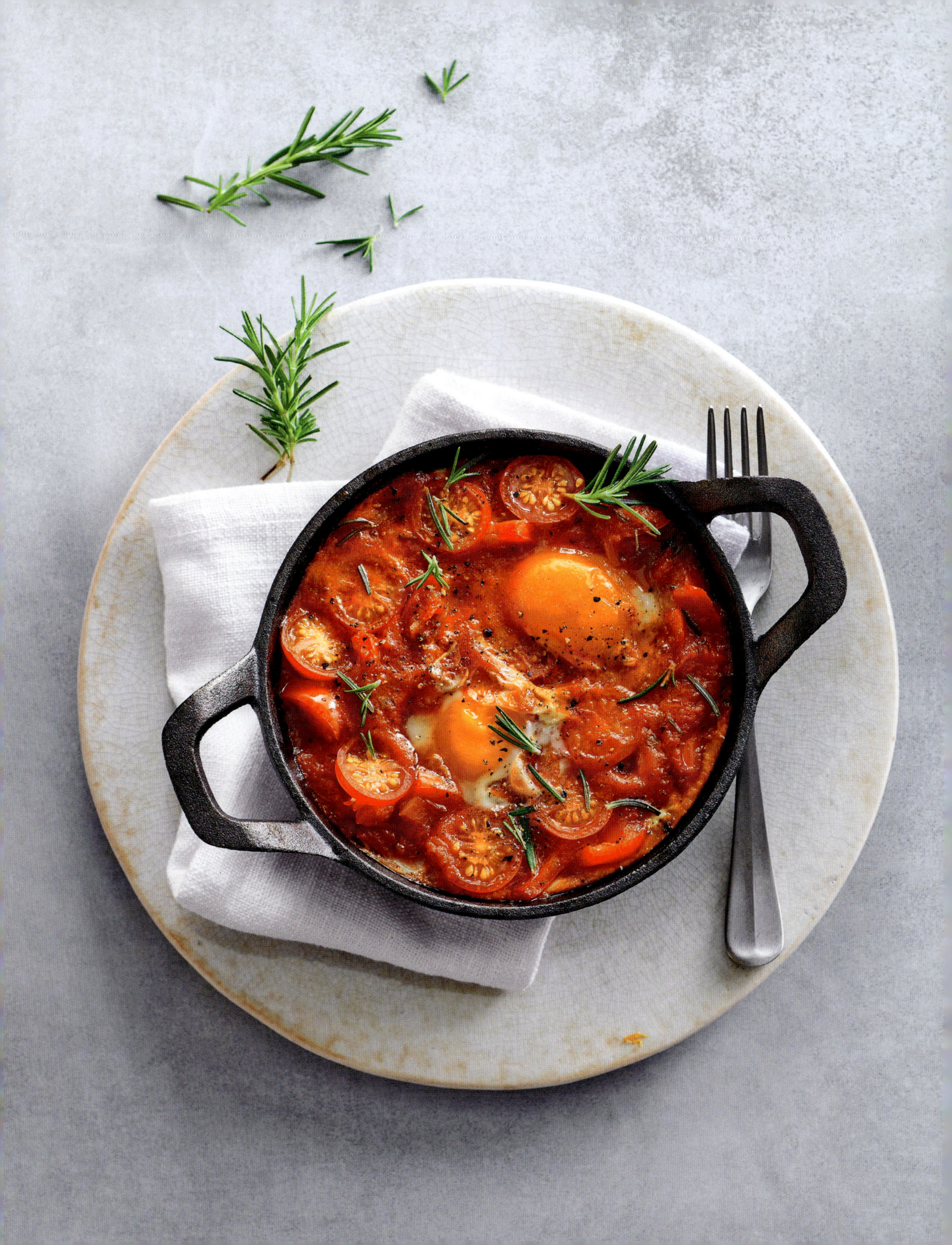

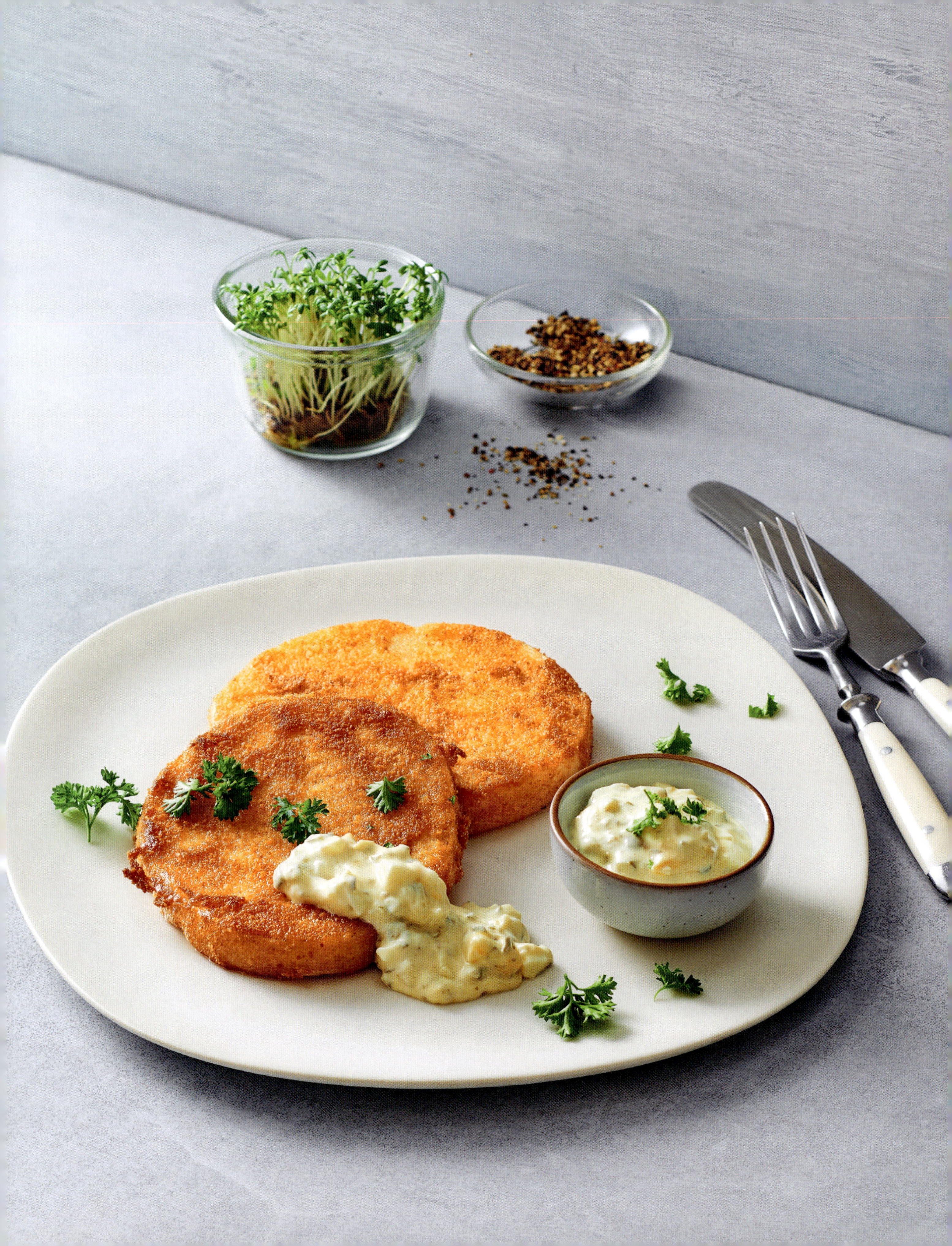

Panierte Sellerie-„Schnitzel“ mit leichter Remoulade

Zubereitungszeit 35 Minuten

Für 1 Portion
Für die Remoulade
1 Ei (Größe M)
1–2 Sardellenfilets in Öl (abgetropft 15 g)
1 TL Kapern (5 g)
2–3 Cornichons (20 g)
50 g griechischer Naturjoghurt (10 %)
1 TL Dijonsenf (5 g)
Salz
schwarzer Pfeffer aus der Mühle
Für die Sellerie-„Schnitzel“
Salz
1 kleiner Knollensellerie (geschält 200 g)
3 TL Reismehl (15 g; alternativ glutenfreies Mehl)
1 Prise frisch geriebene Muskatnuss
schwarzer Pfeffer aus der Mühle
1 Ei (Größe M)
12 g glutenfreie Semmelbrösel (alternativ Reis-Paniermehl)
5 TL Rapsöl (25 ml) zum Braten (siehe auch Hinweis)

Pro Portion: 507 kcal
35 g F, 24 g E, 23 g KH, 0,5 g FB

Für die Remoulade das **Ei** etwa 10 Minuten hart kochen, dann kalt abschrecken und pellen. • Inzwischen die **Sardellen** trocken tupfen und fein hacken. **Kapern** und **Cornichons** ebenfalls trocken tupfen und hacken. • Das Ei halbieren. Das Eigelb herauslösen, in einer Schale mit der Gabel fein zerdrücken und mit **Joghurt** und **Senf** glatt verrühren. **Salzen** und **pfeffern.** Das Eiweiß fein hacken, mit Sardellen, Kapern und Cornichons unter die Joghurtmischung heben und die Remoulade nochmals abschmecken. • Für die Sellerie-„Schnitzel“ **Salzwasser** in einem Topf zum Kochen bringen. Den **Sellerie** schälen, abbrausen und in gleichmäßige, etwa 1 cm dicke Scheiben schneiden. Ins kochende Salzwasser geben und 4 Minuten blanchieren, dabei mit einem kleineren Topfdeckel unter Wasser halten. In ein Sieb abgießen, eiskalt abschrecken und gründlich trocken tupfen. • Das **Reismehl** in einen tiefen Teller geben und mit **Muskatnuss** und etwas **Salz** und **Pfeffer** mischen. In einem zweiten tiefen Teller das **Ei** verquirlen und in einen weiteren tiefen Teller die **Semmelbrösel** geben. • Die Selleriescheiben erst von beiden Seiten ins Reismehl drücken und überschüssiges Mehl abstreifen. Dann durch das Ei ziehen und zum Schluss fest in die Semmelbrösel drücken. • Das **Rapsöl** in einer Pfanne erhitzen und die panierten Selleriescheiben darin bei mittlerer Hitze 4–5 Minuten goldgelb und knusprig braten, dabei gelegentlich wenden. Anschließend auf Küchenpapier kurz abtropfen lassen. • Die Sellerie-„Schnitzel“ noch heiß mit der Remoulade servieren.

Hinweis Durch das Abtropfen reduziert sich der Ölanteil auf 15 ml angerechnete Nährwerte.

Würziges Hähnchen und BLIZZ-Gemüse aus der Pfanne

Während der Klassiker reichlich Béchamelsauce enthält und viel Zeit benötigt, gibt es in dieser schnelleren Pfannenversion nur etwas Frischkäse und viel Gemüse.

Zubereitungszeit 30 Minuten

Für 1 Portion
125 g Champignons (geputzt 100 g)
125 g Hähnchenbrustfilet ohne Haut
1 Stück Knollensellerie (geschält 70 g)
1 Karotte (geschält 70 g)
weißer Teil von 1 kleinen Lauchstange (50 g)
Salz
schwarzer Pfeffer aus der Mühle
3 TL Rapsöl (15 ml)
100 ml Gemüsebrühe
3–4 Stängel glatte Petersilie (6 g Blätter)
25 g mittelalter Gouda am Stück
30 g Doppelrahmfrischkäse
1–2 Prisen Cayennepfeffer
1–2 Prisen Delikatess-Paprikapulver

Pro Portion: 494 kcal
32 g F, 43 g E, 8 g KH, 9 g FB

Die **Champignons** trocken putzen, die Stiele herausdrehen, die Kappen halbieren, dann quer in 1 cm dicke Stücke schneiden. Das **Hähnchenfleisch** kalt abbrausen, trocken tupfen und in knapp 2 cm große Würfel schneiden. • **Sellerie** und **Karotte** schälen und grob in Stücke schneiden. Den **Lauch** gründlich waschen, trocken tupfen und ebenfalls grob in Stücke schneiden. Das Gemüse im Blitzhacker auf Stufe 1 grob hacken. • Eine Pfanne ohne Fett erhitzen und die Pilze darin 3 Minuten unter Rühren braten. Auf einen Teller geben, **salzen** und **pfeffern,** einen Deckel aufsetzen und warm halten. • 1 TL **Rapsöl** in derselben Pfanne erhitzen und das Hähnchenfleisch darin bei hoher Hitze 2–3 Minuten rührbraten. Mit **Salz** und **Pfeffer** würzen, zu den Pilzen geben und warm halten. • Das restliche **Rapsöl** in der Pfanne erhitzen und das gehackte Gemüse darin unter Rühren 2 Minuten anbraten. Die **Brühe** angießen und abgedeckt bei mittlerer Hitze 5 Minuten köcheln lassen. Inzwischen die **Petersilie** abbrausen, trocken tupfen und die Blätter hacken. Den **Käse** reiben. • Hähnchen und Pilze zum Gemüse in die Pfanne geben und den **Frischkäse** einrühren. Mit **Cayennepfeffer** und **Paprikapulver** pikant würzen und mit **Salz** und **Pfeffer** abschmecken. Die Petersilie darüberstreuen, den Käse darauf verteilen und abgedeckt 1–2 Minuten schmelzen lassen. Sofort servieren.

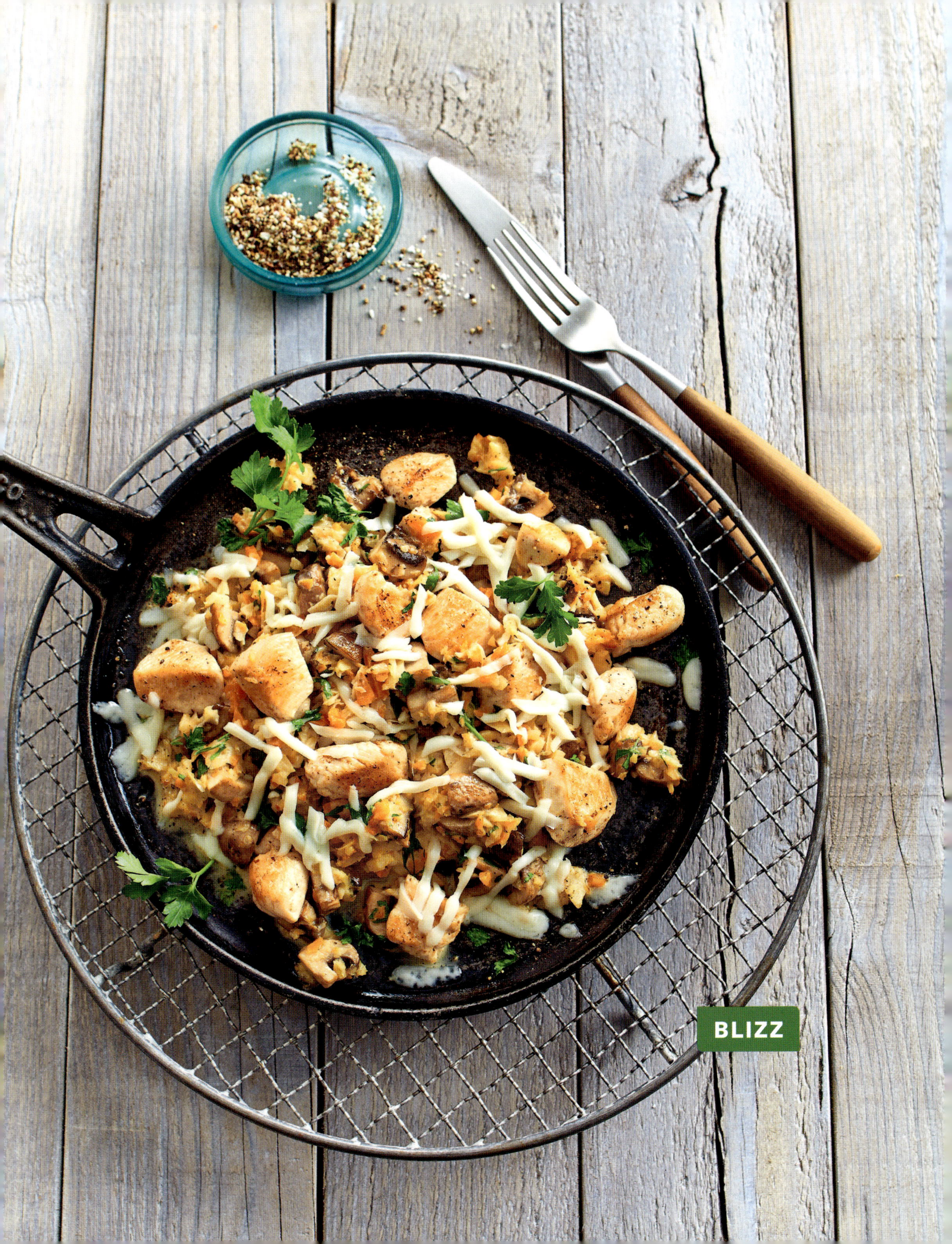
BLIZZ

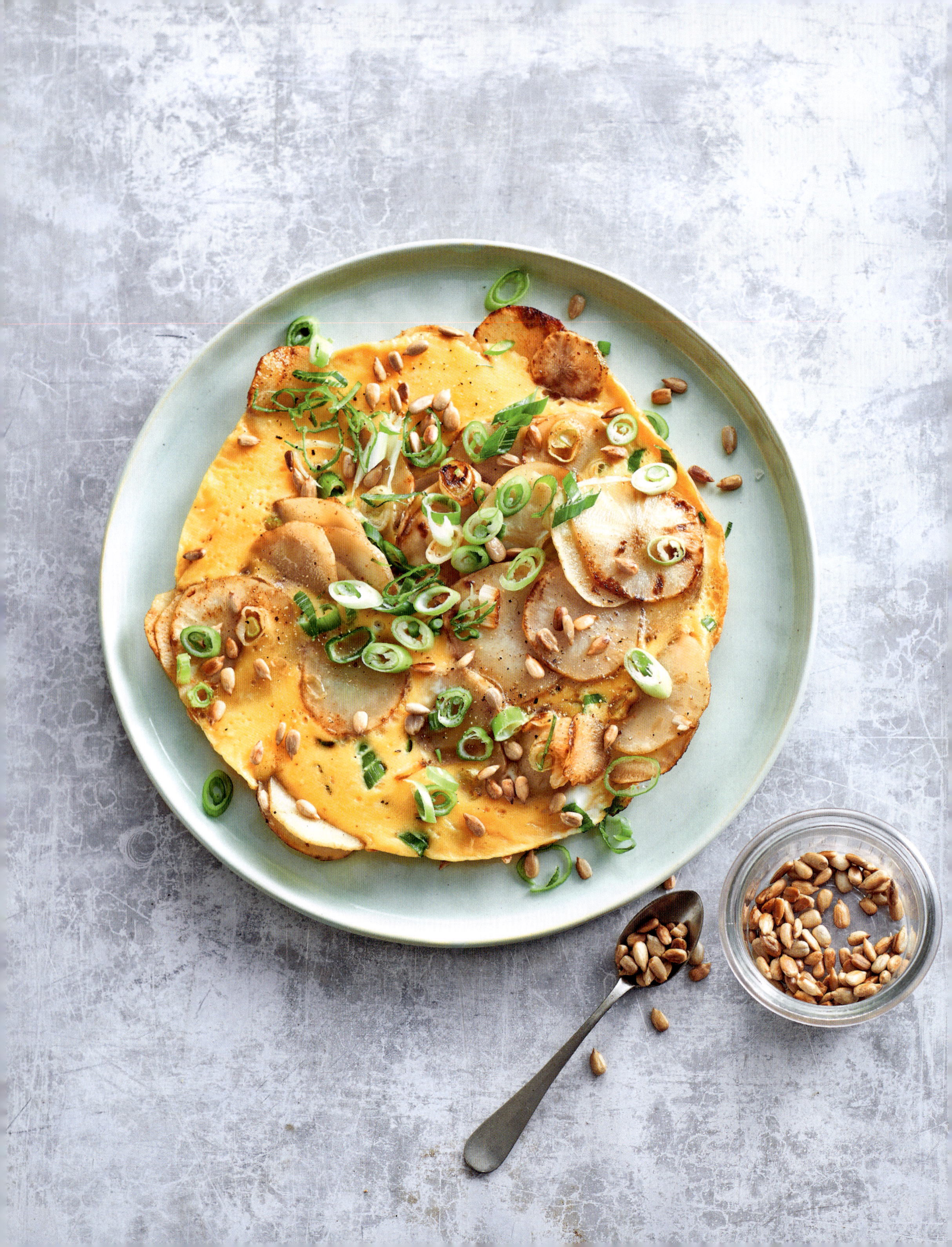

Bauernfrühstück mit Topinambur

In diesem Bauernfrühstück werden Kartoffeln durch die kohlenhydratärmere und ballaststoffreichere Topinambur und der klassische Speck durch geröstete Sonnenblumenkerne ersetzt.

Zubereitungszeit 25 Minuten

Für 1 Portion
15 g Sonnenblumenkerne
225 g Topinamburen (geschält 175 g)
2 Frühlingszwiebeln (geputzt 35 g)
2 Eier (Größe M)
Salz
schwarzer Pfeffer aus der Mühle
3 TL Olivenöl (15 ml)
1 TL Delikatess-Paprikapulver

Pro Portion: 466 kcal
36 g F, 22 g E, 13 g KH, 22,5 g FB

Die **Sonnenblumenkerne** in einer kleinen Pfanne ohne Fettzugabe goldbraun rösten. • Die **Topinamburen** gründlich waschen, schälen und 3 mm dünn hobeln. Die **Frühlingszwiebeln** putzen und waschen, dann weiße und grüne Teile separat in Ringe schneiden. Die **Eier** mit einer Gabel verquirlen, **salzen** und **pfeffern.** • Das **Olivenöl** in einer großen Pfanne erhitzen. Topinamburscheiben nebeneinander hineinlegen und 2 Minuten auf hoher Stufe anbraten. Dann auf mittlere Hitze reduzieren, weitere 2 Minuten braten und wenden. Die weißen Frühlingszwiebelringe in die Zwischenräume streuen und noch mal 2 Minuten braten. • Mit dem **Paprikapulver** bestäuben, mit **Salz** und **Pfeffer** würzen und die Sonnenblumenkerne darüberstreuen. Die Herdplatte ausschalten, die Eiermasse über die Topinamburen gießen und etwa 4 Minuten sanft stocken lassen. • Zum Schluss die grünen Frühlingszwiebelringe über das Bauernfrühstück streuen.

Kalbsschnitzel mit Rettich-„Bratkartoffeln“

Rettich kann Kartoffeln bestens vertreten und Schalotten und Paprikapulver sorgen für den typischen Bratkartoffelgeschmack. Vor allem aber werden mit Rettich im Vergleich zur gleichen Menge Kartoffeln 120 Kilokalorien und 27 g Kohlenhydrate gespart.

Zubereitungszeit 20 Minuten

Für 1 Portion
Für das Kalbsschnitzel
1 Kalbsschnitzel (150 g)
2 TL Rapsöl (10 ml) zum Braten
Salz
schwarzer Pfeffer aus der Mühle
Für die Rettich-„Bratkartoffeln“
250 g Rettich (geschält 220 g)
3 TL Rapsöl (15 ml) zum Braten
Salz
schwarzer Pfeffer aus der Mühle
1–2 Prisen Pimentón de la Vera (Rauchpaprika) oder Delikatess-Paprikapulver
1–2 Schalotten (geschält 30 g)
2–3 Stängel glatte Petersilie (5 g Blätter)

Pro Portion: 435 kcal
30 g F, 35 g E, 7 g KH, 6 g FB

Für das Schnitzel das **Fleisch** 30 Minuten vor der Zubereitung aus dem Kühlschrank nehmen und gleichmäßig flach klopfen – es sollte knapp 1 cm dick sein. • Für die „Bratkartoffeln“ den **Rettich** schälen, in 1 cm dicke Scheiben schneiden und von beiden Seiten trocken tupfen. Das **Rapsöl** in einer großen Pfanne erhitzen. Die Rettichscheiben nebeneinander hineinlegen und bei gut mittlerer Hitze und unter mehrmaligem Wenden 5–6 Minuten goldbraun braten. **Salzen, pfeffern** und mit **Rauchpaprika** bestäuben. • Inzwischen die **Schalotte(n)** schälen und fein würfeln. Die **Petersilie** abbrausen, trocken tupfen und die Blätter hacken. • Den Rettich an den Pfannenrand schieben, die Schalotten in die Pfannenmitte geben und bei niedriger Hitze andünsten. • Parallel dazu in einer anderen Pfanne das **Rapsöl** für das Schnitzel stark erhitzen. Das Fleisch **salzen** und von jeder Seite 1–1 ½ Minuten braten, dann mit **Pfeffer** würzen. • Rettich und Schalotten vermengen und mit der Petersilie bestreuen. Die Rettich-„Bratkartoffeln“ mit dem Kalbsschnitzel auf einem Teller anrichten und sofort servieren.

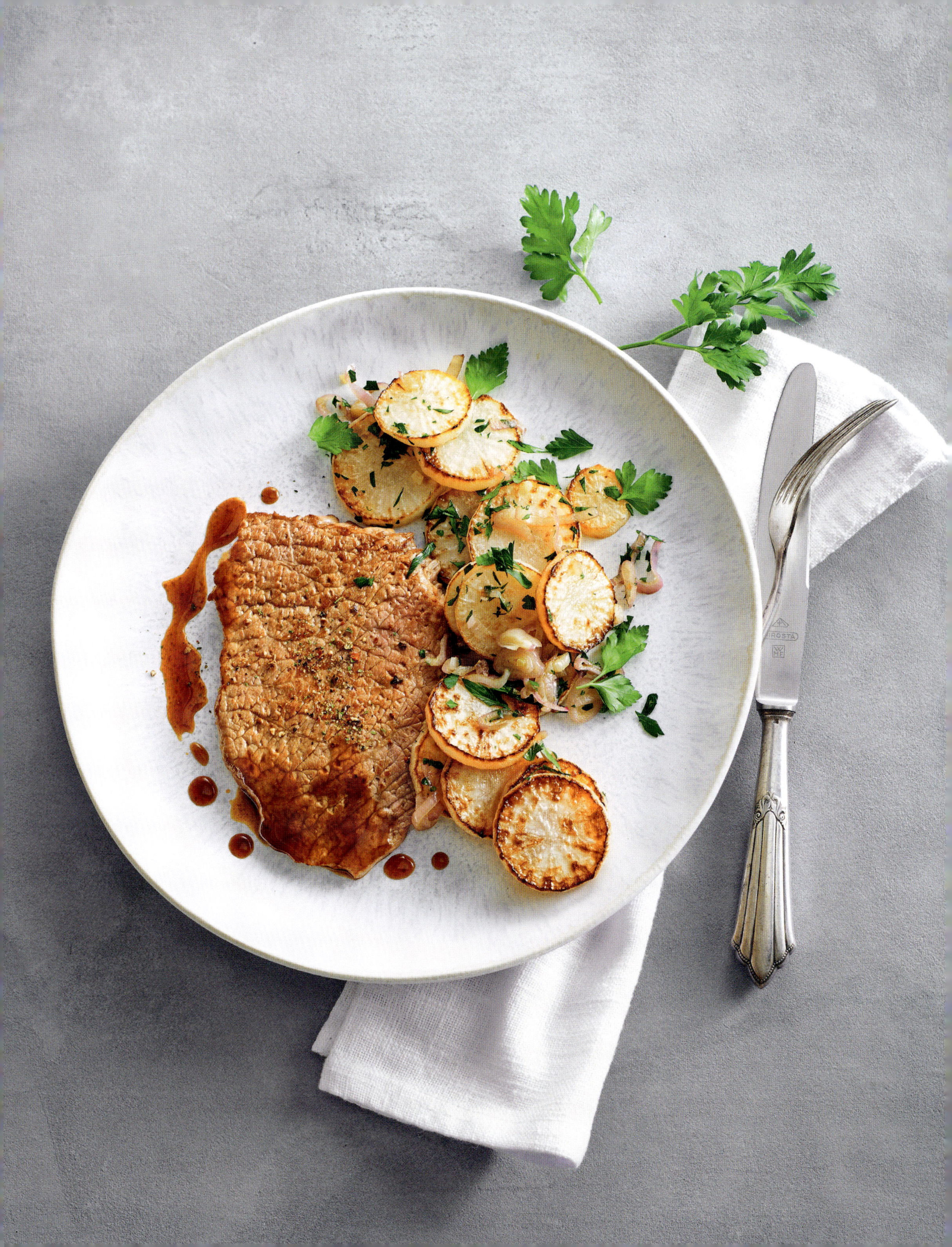

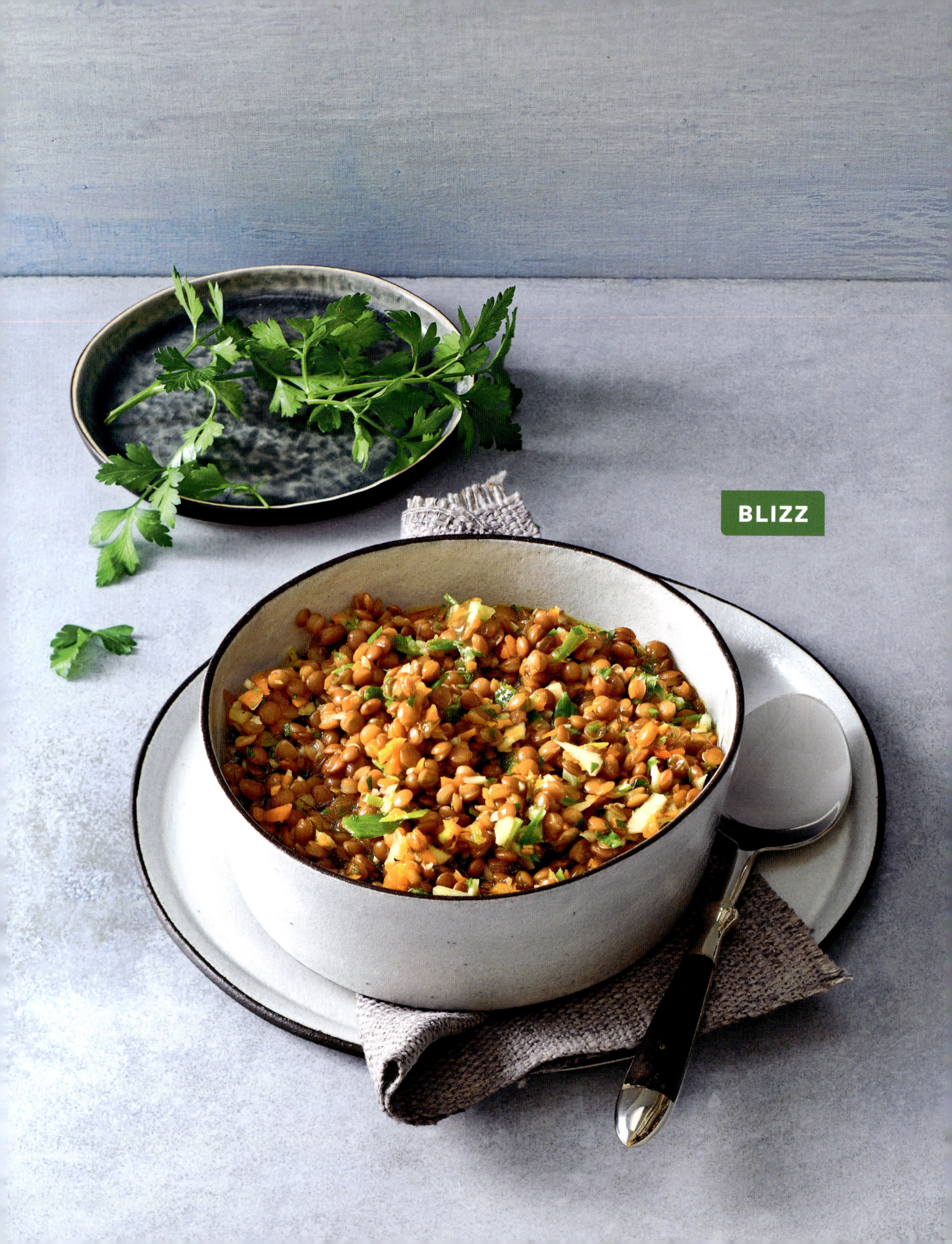
BLIZZ

BLIZZ-Eintopf mit Linsen und Suppengrün

Zubereitungszeit 15 Minuten

Für 1 Portion
½ kleine Dose braune Linsen (Abtropfgewicht 120 g)
1 Karotte (geschält 80 g)
1 Stück Knollensellerie (geschält 80 g)
1 schmale Lauchstange (geputzt 80 g)
1 kleines Bund glatte Petersilie (10 g Blätter)
3 TL Rapsöl (15 ml)
3 TL Gemüsepaste (siehe Seite 53)
2 TL Tamari (glutenfreie Sojasauce; 10 ml)
Salz
schwarzer Pfeffer aus der Mühle

Pro Portion: 310 kcal
16 g F, 14 g E, 25 g KH, 14 g FB

Die **Linsen** in ein Sieb abgießen, kalt abbrausen und abtropfen lassen. • **Karotte, Sellerie** und **Lauch** putzen, waschen und grob in Stücke schneiden. Die **Petersilie** abbrausen, die Blätter abzupfen und trocken tupfen. • Das Gemüse getrennt nacheinander im Blitzhacker auf Stufe 1 nicht zu fein hacken, etwa in Größe der Linsen, und herausnehmen. Zum Schluss die Petersilie im Blitzhacker auf Stufe 2 oder von Hand nicht zu fein hacken. • Das **Rapsöl** in einem Topf erhitzen. Karotte und Sellerie darin 2 Minuten unter Rühren andünsten. Lauch und **Gemüsepaste** zugeben und 1 Minute weiterdünsten. Die Linsen mit 150 ml Wasser hinzufügen, aufkochen und abgedeckt 3–4 Minuten köcheln lassen. • Die **Sojasauce** zugeben und mit wenig **Salz** und **Pfeffer** würzen. Den Eintopf in eine Schale füllen und mit der Petersilie bestreuen.

Tipp Statt 3 TL Gemüsepaste und 150 ml Wasser können Sie auch 150 ml Gemüsebrühe verwenden.

BLIZZ-Pfanne mit Topinambur und weißen Bohnen

Zubereitungszeit 20 Minuten

Für 1 Portion
1 Zwiebel (geschält 70 g)
1 Knoblauchzehe (geschält 5 g)
3 TL Rapsöl (15 ml)
125 g Topinamburen (geschält 100 g)
1 TL Currypulver
½ Dose weiße Bohnen (125 g Abtropfgewicht)
40 g Doppelrahmfrischkäse
75–100 ml Gemüsebrühe
1–2 Prisen Cayennepfeffer
Salz
schwarzer Pfeffer aus der Mühle
1 Stängel Bohnenkraut (3 g Blätter)

Pro Portion: 427 kcal
27 g F, 13 g E, 31,5 g KH, 21 g FB

Die **Zwiebel** schälen und grob in Stücke schneiden. Die **Knoblauchzehe** schälen und grob hacken. Beides in den Blitzhacker geben und auf Stufe 1 nicht zu fein zerkleinern. • Das **Rapsöl** in einer Pfanne erhitzen und die Zwiebeln darin glasig andünsten. Nach 3 Minuten den Knoblauch zugeben und mitdünsten. • Inzwischen die **Topinamburen** schälen, grob in Stücke schneiden, im Blitzhacker auf Stufe 1 grob zerkleinern und mit in die Pfanne geben. Mit dem **Currypulver** bestäuben und 2–3 Minuten unter Rühren dünsten. • Die **Bohnen** in ein Sieb abgießen, abbrausen, abtropfen lassen, zu den Topinamburen geben und erhitzen. Den **Frischkäse** einrühren und so viel **Brühe** zugießen, dass eine sämige Sauce entsteht. Mit **Cayennepfeffer, Salz** und **Pfeffer** würzen. Das **Bohnenkraut** abbrausen und trocken tupfen, die Blätter abstreifen und hacken. • Die Topinamburpfanne auf einen Teller geben und das Bohnenkraut darüberstreuen.

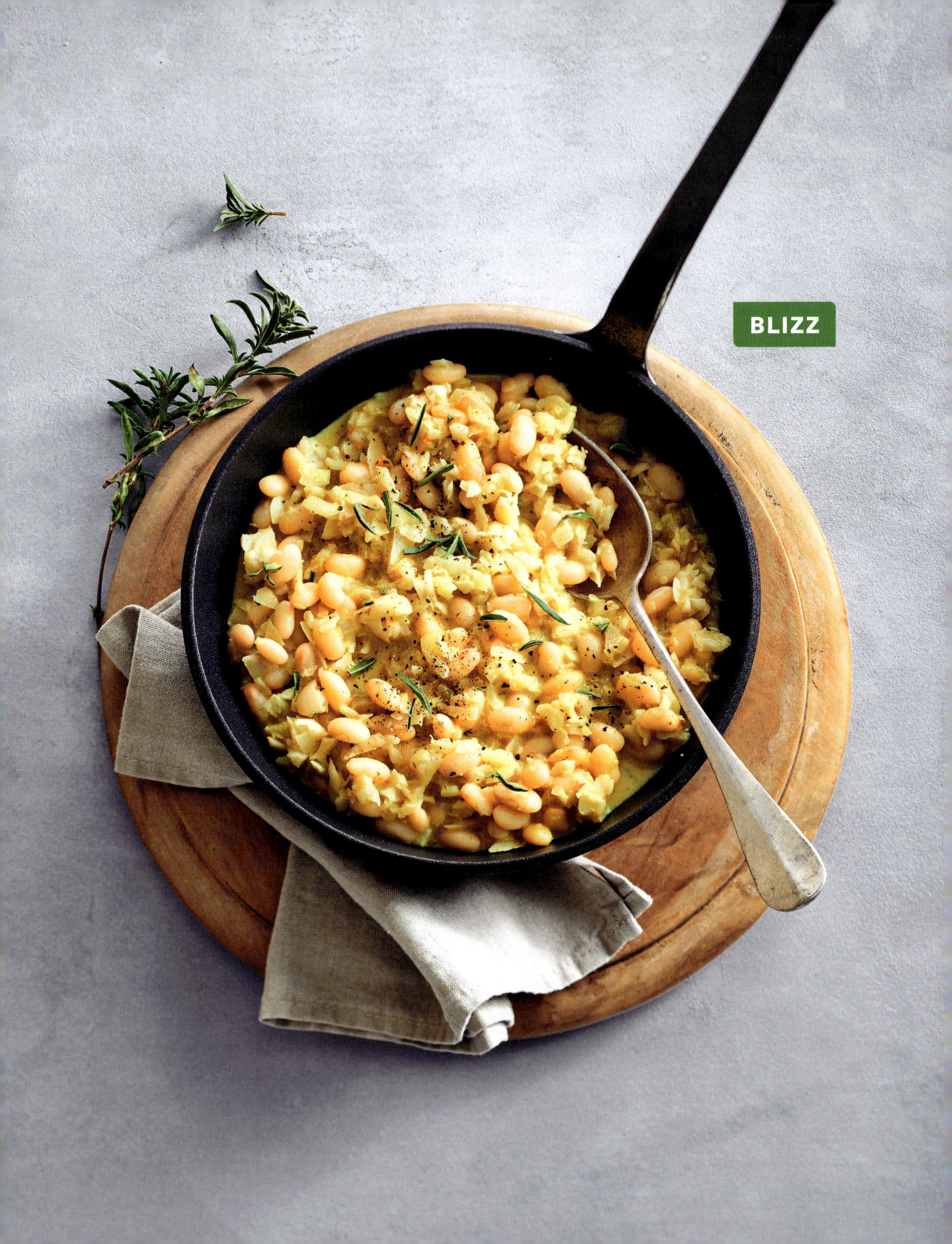

BLIZZ

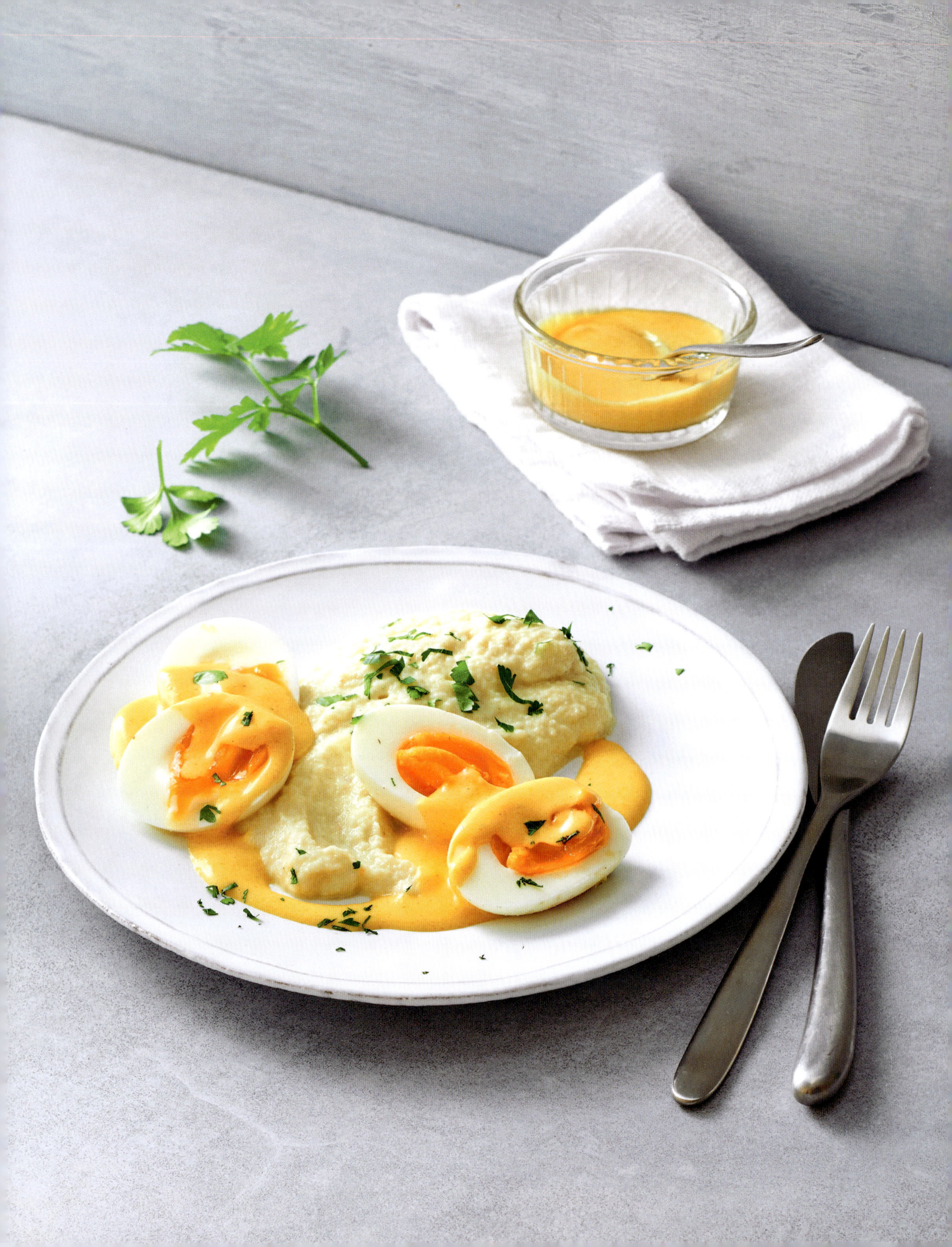

Senfeier mit Topinamburpüree

Topinamburen sind ein perfekter Ersatz für Kartoffeln: Sie enthalten pro 100 g nur 31 Kilokalorien, 4 g Kohlenhydrate und stattliche 12 g Ballaststoffe. Im Vergleich haben 100 g Kartoffeln 68 Kilokalorien, rund 15 g Kohlenhydrate und nur 2 g Ballaststoffe.

Zubereitungszeit 30 Minuten

Für 1 Portion
Für das Püree
250 g Topinamburen (geschält 200 g)
250 ml Gemüsebrühe
30 g Doppelrahmfrischkäse
Salz
grüner Pfeffer aus der Mühle
Für die Senfeier
2 Eier (Größe M)
2–3 Stängel glatte Petersilie (5 g Blätter)
1 Eigelb (Größe M)
30 ml Gemüsebrühe
15 g Dijonsenf (alternativ ein anderer mittelscharfer Senf)
30 g Doppelrahmfrischkäse
1–2 Prisen Cayennepfeffer
1 Msp. gemahlene Kurkuma
1 Spritzer Zitronensaft
Salz
grüner Pfeffer aus der Mühle

Pro Portion: 487 kcal
36 g F, 27 g E, 12 g KH, 24 g FB

Für das Püree die **Topinamburen** schälen, abbrausen und in knapp 2 cm kleine Stücke schneiden. Mit der **Brühe** in einen Topf geben und 20 Minuten garen. • Inzwischen für die Senfeier die **Eier** nach Belieben weich oder wachsweich kochen. Dann kalt abschrecken und behutsam pellen. Die **Petersilie** abbrausen, trocken tupfen und die Blätter hacken. • Das **Eigelb** mit **Brühe** und **Senf** in einen Schlagkessel oder eine Metallschüssel geben, auf einen Topf mit heißem, aber nicht mehr kochendem Wasser setzen und etwa 3 Minuten mit dem Schneebesen cremig aufschlagen. Den **Frischkäse** einrühren, **Cayennepfeffer, Kurkuma** und **Zitronensaft** zugeben und mit **Salz** und **Pfeffer** abschmecken. Die Senfsauce warm halten. • Die Topinamburen abgießen, etwas ausdampfen lassen und in einen Mixbecher geben. Den **Frischkäse** zugeben und mit dem Stabmixer zu einem Püree verarbeiten. Mit **Salz** und **Pfeffer** würzen. • Das Topinamburpüree auf einen Teller geben, die Eier halbieren und auf dem Püree anrichten. Dann die Senfsauce darübergießen und mit der Petersilie bestreuen.

Linsen-Dal mit Karotten-BLIZZ-Gemüse

Zubereitungszeit 20–25 Minuten

Für 1 Portion
50 g rote Linsen
250 ml Gemüsebrühe
1 Lorbeerblatt
½ Bund Koriandergrün
(10 g Stiele und Blätter)
150 g Karotten (geschält 125 g)
15 g Ingwer (geschält 10 g)
1–2 Knoblauchzehen (geschält 7 g)
½ rote Zwiebel (geschält 35 g)
2 TL Kokosöl (10 ml; alternativ Rapsöl)
1 TL Garam Masala (alternativ Currypulver)
40 g Doppelrahmfrischkäse
1–2 Prisen Cayennepfeffer
Salz
schwarzer Pfeffer aus der Mühle

Pro Portion: 411 kcal
21 g F, 18 g E, 37 g KH, 14 g FB

Die **Linsen** in einem Sieb gründlich waschen, mit der **Brühe** in einen Topf geben und aufkochen. Das **Lorbeerblatt** hinzufügen und abgedeckt 15–20 Minuten köcheln lassen, je nachdem, ob man die Linsen etwas fester oder weicher mag. • Inzwischen das **Koriandergrün** abbrausen und trocken tupfen. Stiele und Blätter separat grob hacken. **Karotten, Ingwer, Knoblauchzehe(n)** und **Zwiebel** schälen und grob in Stücke schneiden. Die Zwiebeln im Blitzhacker auf Stufe 1 nicht zu fein hacken. • Das **Kokosöl** in einer Pfanne erhitzen und die Zwiebeln darin glasig andünsten. Inzwischen Karotten, Ingwer, Knoblauch und Korianderstiele zusammen im Blitzhacker auf Stufe 2 zu Reiskorngröße zerkleinern. Zu den Zwiebeln in die Pfanne geben, mit **Garam Masala** bestäuben und 2–3 Minuten unter Rühren bissfest braten. • Das Lorbeerblatt entfernen, die Linsen – die Brühe sollte jetzt nahezu eingekocht sein – zum Gemüse geben und vermengen. Den **Frischkäse** einrühren und mit **Cayennepfeffer, Salz** und **Pfeffer** würzen. • Das Linsen-Dal in eine Schale füllen und mit den gehackten Korianderblättern bestreuen.

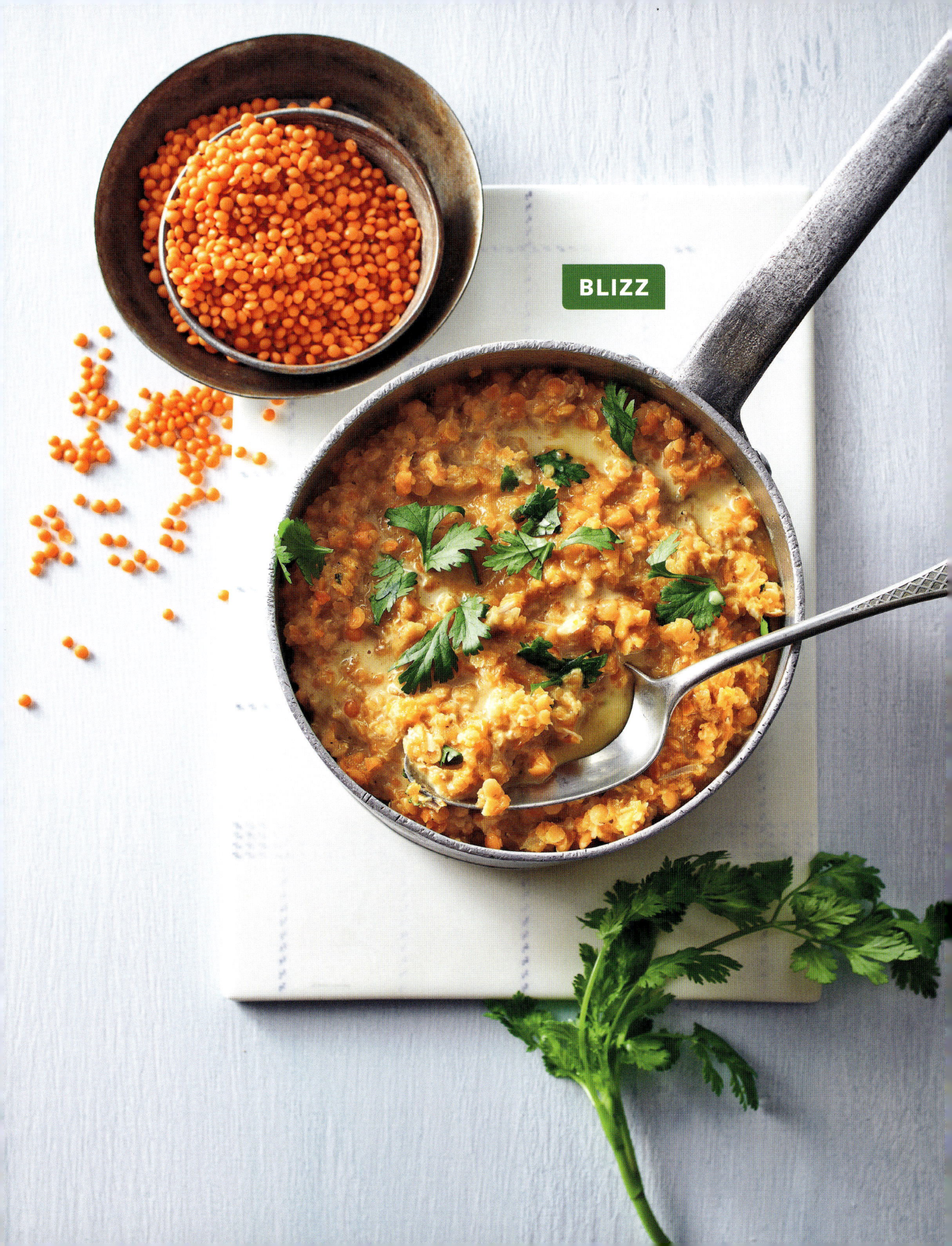
BLIZZ

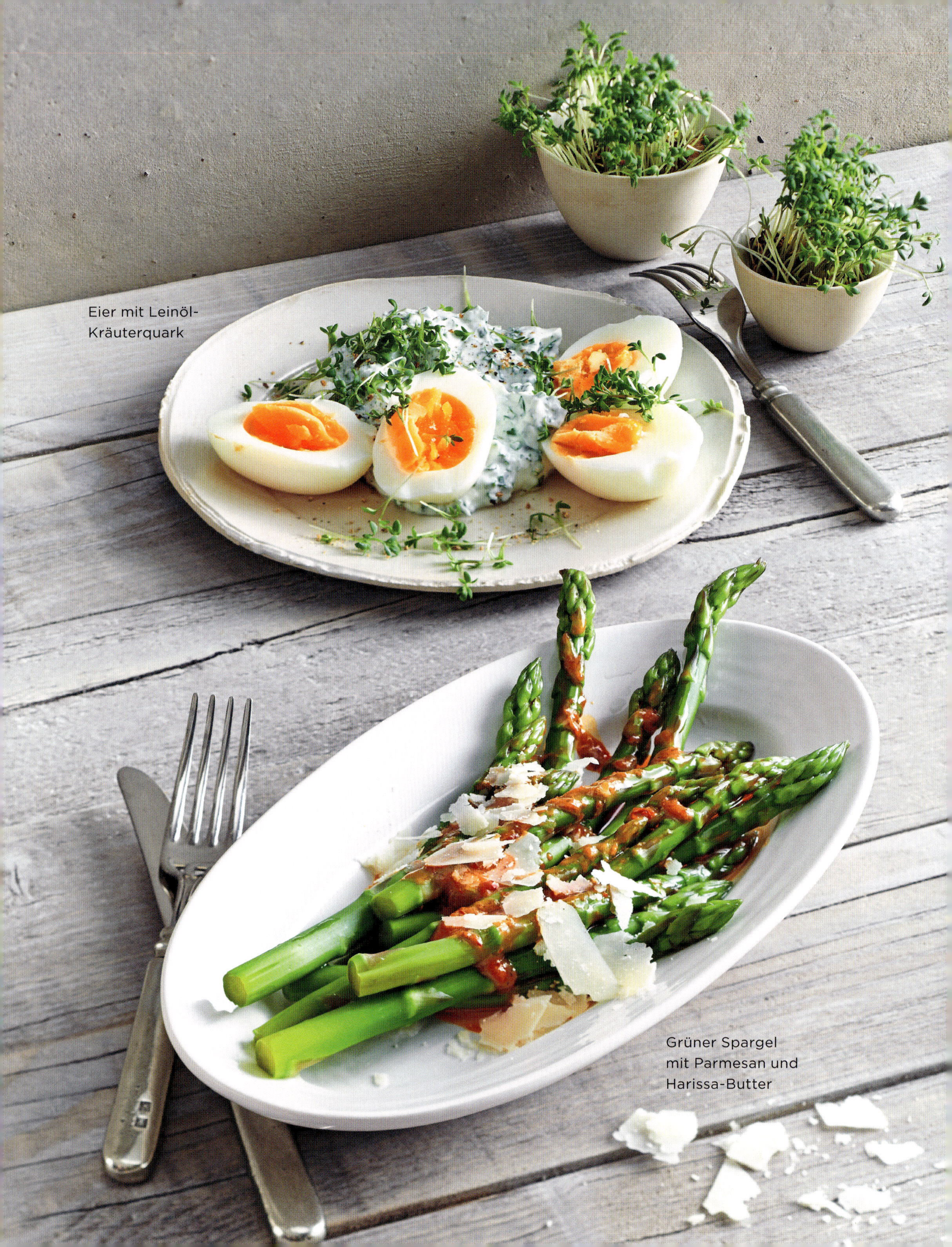

Eier mit Leinöl-Kräuterquark

Grüner Spargel mit Parmesan und Harissa-Butter

Eier mit Leinöl- Kräuterquark

vegetarisch

Zubereitungszeit 15 Minuten

Für 1 Portion
2 Eier (Größe M)
100 g Magerquark
3 TL Leinöl (15 ml)
1 TL Dijonsenf (5 g)
Kräutersalz
grüner Pfeffer aus der Mühle
2–3 Stängel glatte Petersilie (5 g Blätter)
2–3 Stängel Dill (5 g Dillspitzen)
10–12 Schnittlauchhalme (5 g)
Gartenkresse oder Shiso-Kresse zum Garnieren

Pro Portion: 398 kcal
28 g F, 29 g E, 6 g KH, 1 g FB

Die **Eier** nach Geschmack weich, wachsweich oder hart kochen. Kalt abschrecken und pellen. ● Inzwischen den **Magerquark** mit **Leinöl** und **Senf** in einer Schale glatt rühren – für eine cremigere Konsistenz noch 1–2 EL kaltes Wasser einarbeiten. Mit **Kräutersalz** und **Pfeffer** würzen. ● Die **Kräuter** abbrausen und trocken tupfen. Petersilienblätter und Dillspitzen fein hacken, den Schnittlauch in feine Röllchen schneiden. Die Kräuter in den Quark rühren. ● Die gepellten Eier längs halbieren, mit dem Kräuterquark auf einem Teller anrichten und mit **Kresse** garnieren.

Grüner Spargel mit Parmesan und Harissa-Butter

vegetarisch

Zubereitungszeit 15 Minuten

Für 1 Portion
1 kleine Knoblauchzehe (geputzt 3 g)
20 g weiche Butter
1 TL Harissa-Paste (5 g; alternativ Sambal Manis)
½ TL frisch abgeriebene Biozitronenschale
1 Msp. gemahlener Kreuzkümmel (Cumin)
Flockensalz
schwarzer Pfeffer aus der Mühle
1 Spritzer Zitronensaft
375 g grüner Spargel (geschält 300 g)
25 g Parmesan am Stück

Pro Portion: 304 kcal
24 g F, 15 g E, 7 g KH, 4 g FB

Die **Knoblauchzehe** schälen und sehr fein hacken. Die **Butter** mit Knoblauch, **Harissa** und **Zitronenschale** schaumig rühren. Mit **Kreuzkümmel, Flockensalz** und **Pfeffer** würzen und mit **Zitronensaft** abrunden. ● Inzwischen etwas Wasser in einem Topf zum Kochen bringen. Einen Dämpfeinsatz so einhängen, dass er das Wasser nicht berührt. ● Den **Spargel** im unteren Drittel schälen, holzige Enden wegschneiden, nach Bedarf einmal quer halbieren und abbrausen. Zunächst die unteren Stücke in den Dämpfeinsatz geben und 2 Minuten dämpfen, dann die Spitzen zugeben und weitere 2–3 Minuten über Dampf garen. ● Den Spargel in einen tiefen Teller geben, mit der Harissa-Butter toppen und schmelzen lassen. Den **Parmesan** mit dem Sparschäler in dünnen Spänen darüberhobeln und sofort servieren.

Geschmortes Gurkengemüse mit Fischfilet

Zubereitungszeit 25 Minuten

Für 1 Portion
Für das Gemüse
1–2 Frühlingszwiebeln (geputzt 30 g)
½ Salatgurke (geschält und entkernt 200 g)
1 TL Rapsöl (5 ml)
10 g Butter
Salz
grüner Pfeffer aus der Mühle
50 g Doppelrahmfrischkäse
1 Spritzer Zitronensaft
1 TL Dijonsenf (5 g)
ca. 50 ml Gemüsebrühe plus evtl. etwas mehr
1–2 Prisen Cayennepfeffer
2 Stängel Dill (4 g Dillspitzen)
Für den Fisch
150 g Seelachsfilet
1 TL Rapsöl (5 ml) zum Braten
Salz
grüner Pfeffer aus der Mühle

Pro Portion: 453 kcal
33 g F, 30 g E, 8 g KH, 1,5 g FB

Für das Gemüse die **Frühlingszwiebel(n)** putzen und waschen, weiße und grüne Teile getrennt in Ringe schneiden. Die **Gurke** schälen, längs halbieren und die Kerne herauskratzen. Dann längs in 1 cm dicke Streifen und diese in Würfel schneiden. • Das **Rapsöl** in einem Topf erhitzen und die **Butter** darin schmelzen, bis sie schäumt. Die weißen Frühlingszwiebelringe darin andünsten, die Gurkenstücke zugeben und unter häufigem Rühren etwa 15 Minuten bei gut mittlerer Hitze dünsten, ohne dass die Gurken Farbe annehmen. • Inzwischen für den Fisch das **Seelachsfilet** kalt abbrausen, trocken tupfen und eventuell vorhandene Gräten herausziehen. Das **Rapsöl** in einer kleinen Pfanne erhitzen und das Fischfilet darin von jeder Seite 1 Minute anbraten. Mit **Salz** und **Pfeffer** würzen und bei mittlerer Hitze 5–6 Minuten fertig braten, dabei gelegentlich wenden. Danach noch mal **pfeffern.** • Währenddessen die Gurken mit **Salz** und **Pfeffer** würzen, dann **Frischkäse, Zitronensaft** und **Senf** einrühren. So viel **Brühe** zugießen, bis die gewünschte Konsistenz erreicht ist. Mit dem **Cayennepfeffer** abschmecken. Den **Dill** abbrausen, trocken tupfen, hacken und mit den grünen Frühlingszwiebelringen über die Gurken streuen. • Das Gurkengemüse mit dem Fischfilet auf einem Teller anrichten.

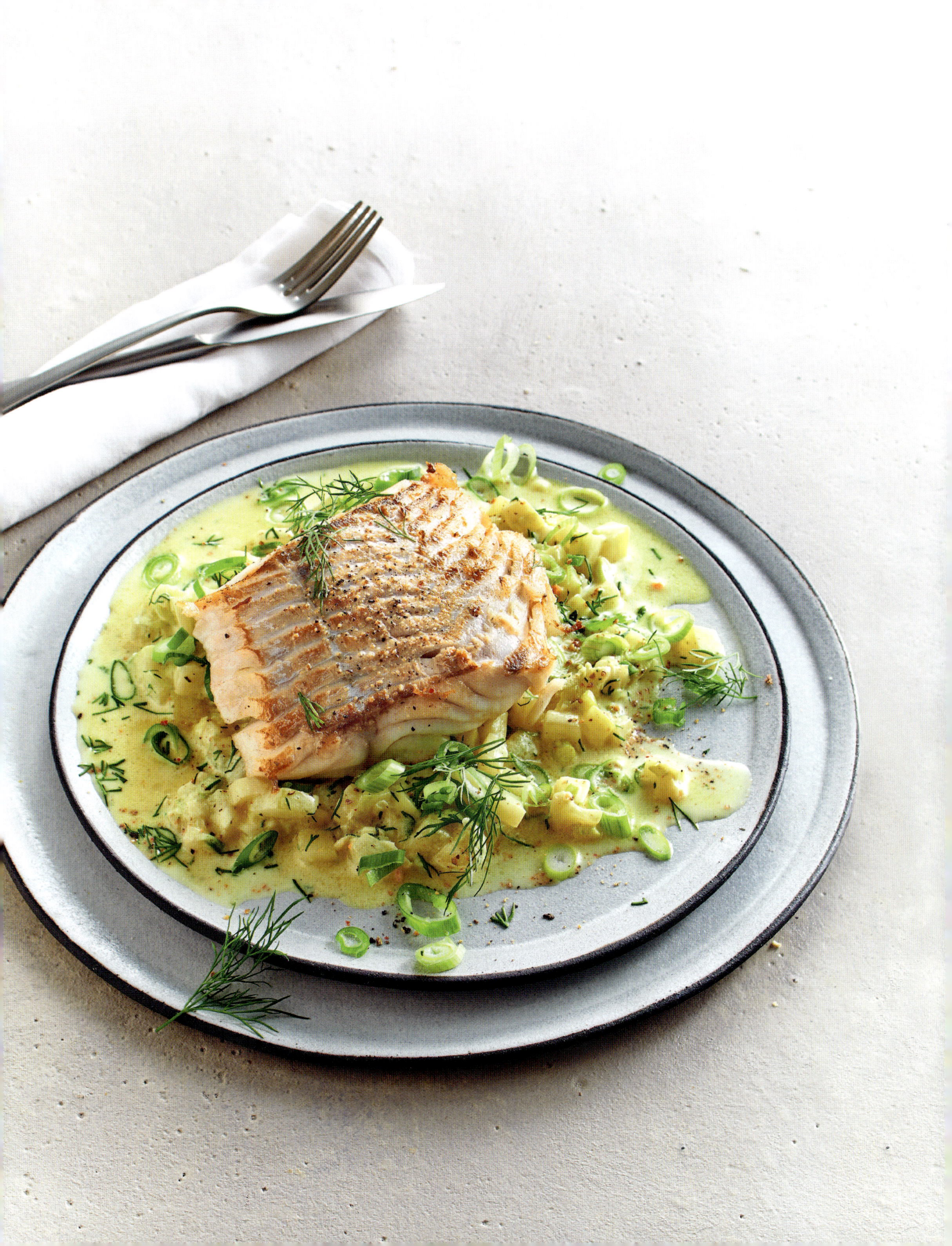

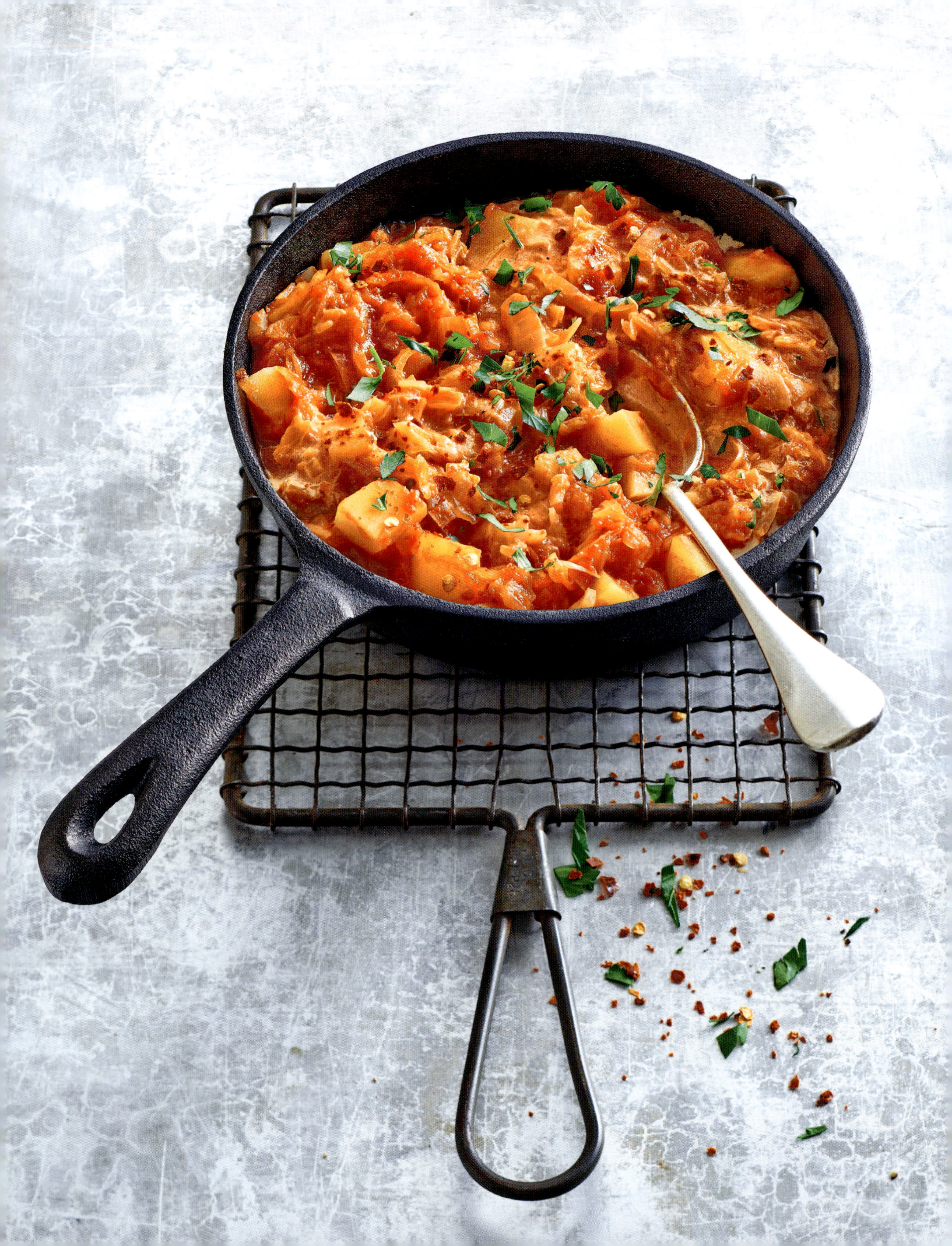

Tomaten- Sauerkraut-Topf

Zubereitungszeit 15 Minuten + ca. 15 Minuten Kochzeit

Für 1 Portion
1 Zwiebel (geschält 70 g)
150 g möglichst mehligkochende Kartoffeln (geschält 125 g)
2 TL Rapsöl (10 ml)
25 g Tomatenmark
300 ml Gemüsebrühe
½ Dose stückige Tomaten (200 g)
125 g Sauerkraut
50 g Doppelrahmfrischkäse
1 TL Delikatess-Paprikapulver
1–2 Prisen Chiliflocken
Salz
schwarzer Pfeffer aus der Mühle
2–3 Stängel glatte Petersilie (5 g Blätter)

Pro Portion: 414 kcal
25 g F, 12 g E, 33 g KH, 9,5 g FB

Die **Zwiebel** schälen und würfeln. Die **Kartoffeln** schälen, waschen und in knapp 1 cm kleine Würfel schneiden. • Das **Rapsöl** in einem Topf erhitzen. Die Zwiebeln darin glasig andünsten. Das **Tomatenmark** zugeben und unter Rühren anrösten. **Brühe** und **Tomaten** hinzufügen und aufkochen. • **Sauerkraut** und Kartoffelwürfel in den Topf geben, nochmals aufkochen und abgedeckt etwa 15 Minuten köcheln lassen, bis die Kartoffeln gar sind. • Den **Frischkäse** einrühren, **Paprikapulver** und **Chiliflocken** zugeben und mit **Salz** und **Pfeffer** abschmecken. Die **Petersilie** abbrausen, trocken tupfen und die Blätter hacken. • Den Tomaten-Sauerkraut-Topf in eine Schale füllen und mit der Petersilie bestreuen.

BLIZZ-Reispfanne mit Brokkoli, Mandeln und Ei

Zubereitungszeit 20 Minuten (ohne Reisgarzeit)

Für 1 Portion
1 Ei (Größe M)
15 g braune Mandeln
½ Bund glatte Petersilie (10 g Stiele und Blätter)
1 Zwiebel (geschält 50 g)
2 TL Rapsöl (10 ml)
150 g Brokkoli (geputzt 125 g)
gekochter roter oder schwarzer Vollkornreis (aus 50 g Rohware; siehe auch Tipp)
2 TL Tamari (glutenfreie Sojasauce; 10 ml)
1 TL scharfe Chilisauce (5 ml; z. B. Sriracha-Sauce)
Salz
schwarzer Pfeffer aus der Mühle

Pro Portion: 476 kcal
24 g F, 21 g E, 44 g KH, 7,5 g FB

Das **Ei** 4–5 Minuten weich oder wachsweich kochen. Abgießen, kalt abschrecken und pellen. • Inzwischen die **Mandeln** im Blitzhacker auf Stufe 1 kurz grob hacken und beiseitestellen. • Die **Petersilie** abbrausen und trocken tupfen, Stiele und Blätter grob zerkleinern. Die **Zwiebel** schälen, grob in Stücke schneiden und mit den Petersilienstielen im Blitzhacker auf Stufe 1 in drei bis vier kurzen Intervallen grob hacken. Herausnehmen und die Petersilienblätter im Blitzhacker auf Stufe 1 separat nicht zu fein hacken. • Das **Rapsöl** in einer Pfanne erhitzen und die Zwiebelmischung darin glasig andünsten. • Inzwischen den **Brokkoli** abbrausen, trocken tupfen und grob in Stücke schneiden, dabei vom Stiel nur das holzige Ende wegschneiden. Den Brokkoli im Blitzhacker auf Stufe 1 grob hacken, zu den Zwiebeln in die Pfanne geben und 3–4 Minuten rührbraten. • Den gekochten **Reis** zugeben und 1–2 Minuten rührbraten, bis alles gut erhitzt und der Brokkoli noch bissfest ist. Mit **Sojasauce, Chilisauce, Salz** und **Pfeffer** würzen. • Die Reispfanne auf einen Teller geben, das gekochte Ei längs halbieren und darauf anrichten. Zum Schluss mit gehackten Mandeln und Petersilienblättern bestreuen.

Tipp Verwenden Sie die doppelte Menge Brokkoli und die Hälfte vom Reis. Das spart Kohlenhydrate und erhöht die Ballaststoffe. Die Nährwerte betragen dann pro Portion: **422 kcal, 23 g F, 22 g E, 30 g KH, 11,5 g FB.** – Legen Sie am besten einen Vorrat an gegartem Reis an, damit Sie immer etwas zur Hand haben: 200 g Reis nach Packungsangaben kochen und abkühlen lassen, dann in vier Portionen einfrieren.

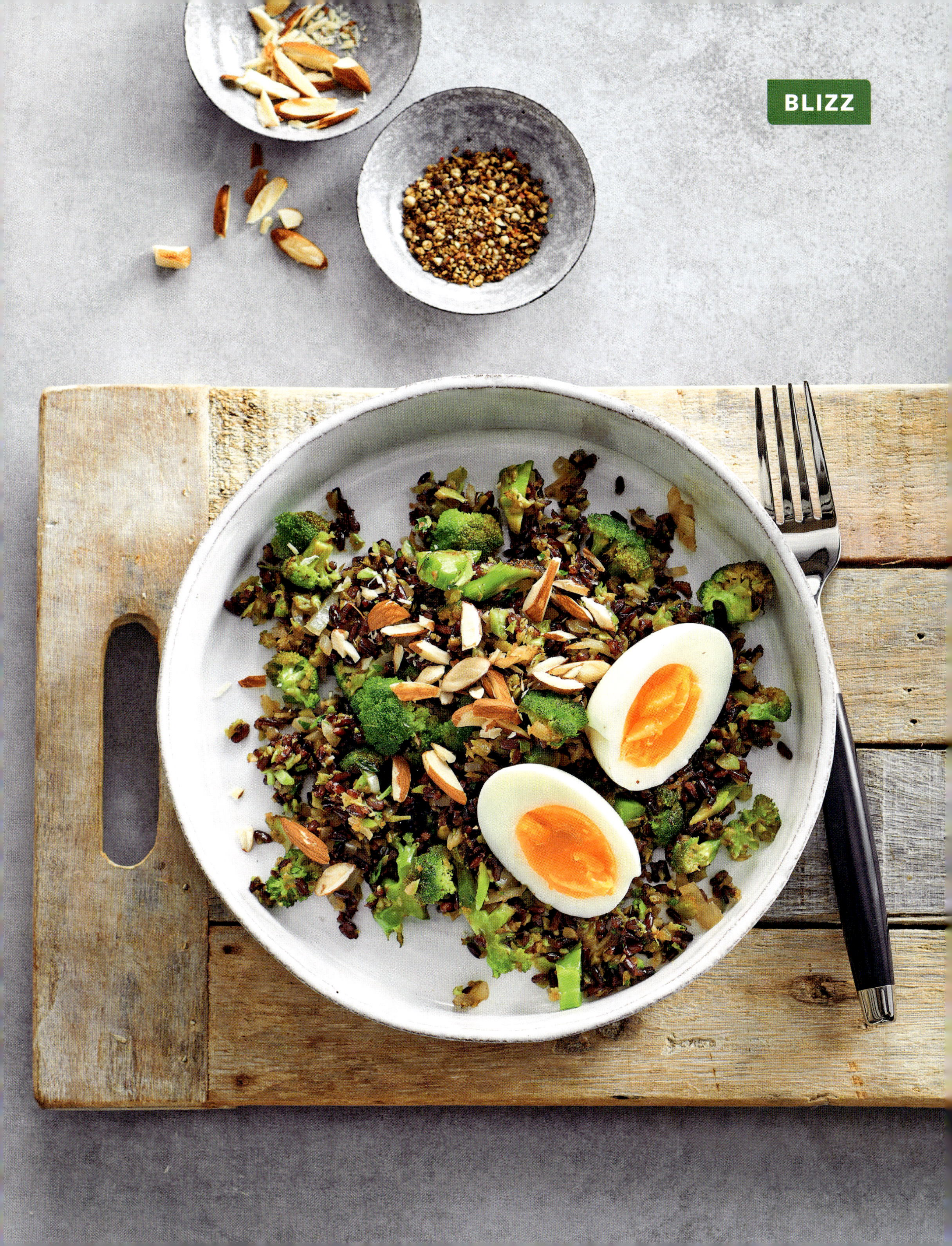
BLIZZ

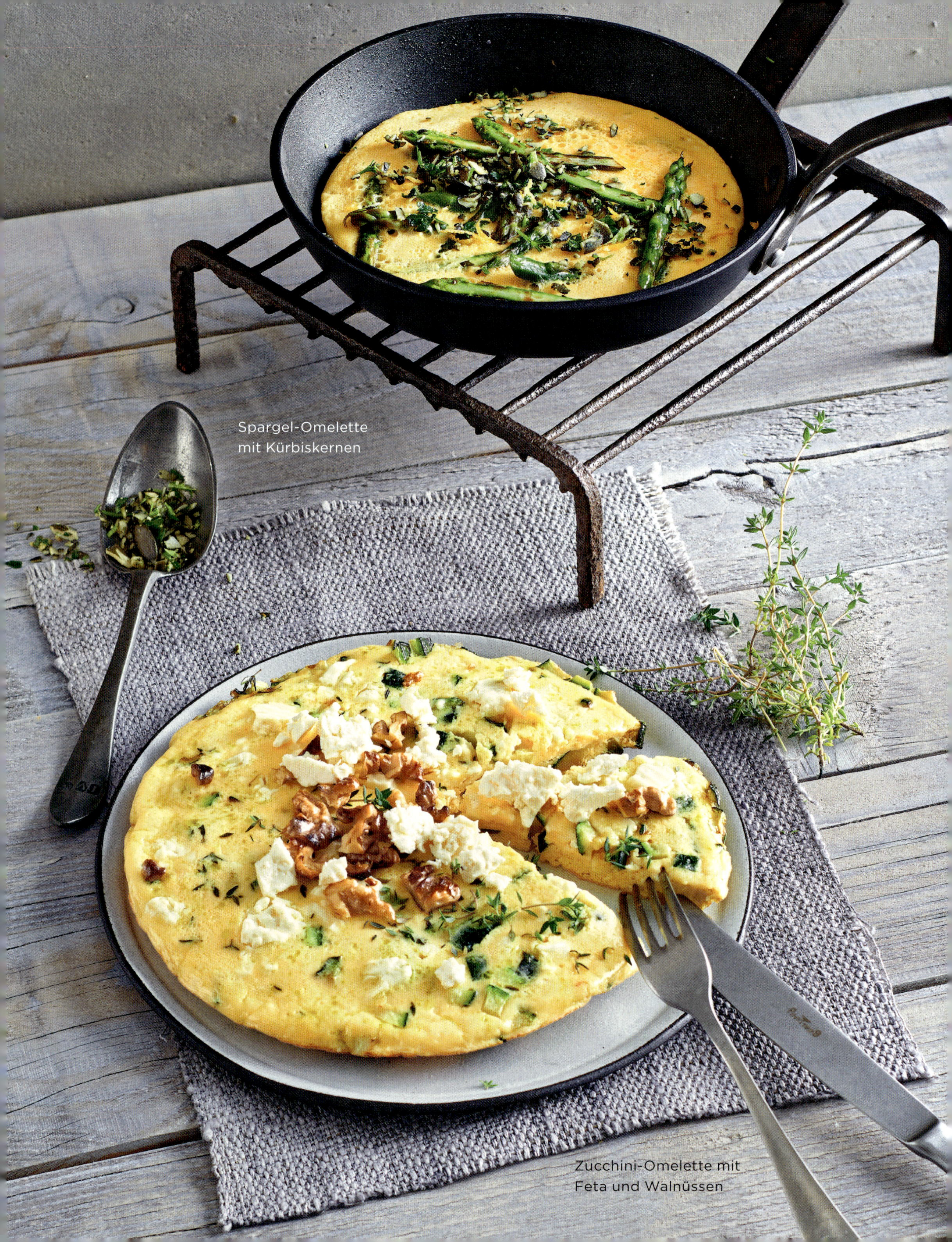

Spargel-Omelette
mit Kürbiskernen

Zucchini-Omelette mit
Feta und Walnüssen

Spargel-Omelette
mit Kürbiskernen

vegetarisch

Zubereitungszeit 25 Minuten

Für 1 Portion
200 g grüner Spargel (geputzt und geschält 150 g)
3 TL Olivenöl (15 ml)
2 Eier (Größe M)
40 g Doppelrahmfrischkäse
Salz
schwarzer Pfeffer aus der Mühle
2–3 Stängel glatte Petersilie (5 g Blätter)
10 g Kürbiskerne
1 TL frisch abgeriebene Biozitronenschale

Pro Portion: 501 kcal
43 g F, 23 g E, 6 g KH, 3 g FB

Den **Spargel** im unteren Drittel schälen, die holzigen Enden wegschneiden, Spargel waschen und quer halbieren. Besonders dicke Stangen zusätzlich längs halbieren. • Das **Olivenöl** in einer Pfanne erhitzen. Den Spargel darin 4–5 Minuten braten, dabei gelegentlich wenden. • Inzwischen die **Eier** mit **Frischkäse** und 1 EL Wasser glatt rühren, mit **Salz** und **Pfeffer** würzen und über den Spargel gießen. Den Deckel aufsetzen und bei niedriger Hitze 4–5 Minuten stocken lassen. • Inzwischen die **Petersilie** abbrausen, trocken tupfen und die Blätter hacken. Die **Kürbiskerne** ebenfalls hacken. Beides in eine Schale geben, **Zitronenschale** und etwas **Salz** dazugeben, mischen und über das fertige Spargel-Omelette streuen.

Zucchini-Omelette
mit Feta und Walnüssen

vegetarisch

Zubereitungszeit 25 Minuten

Für 1 Portion
150 g Zucchini
5–6 Zweige Thymian (2 g Blätter)
10 g Walnusskerne
50 g Feta (48 %)
5 TL Milch (3,5 %; 25 ml)
2 Eier (Größe M)
1–2 Prisen Cayennepfeffer
Salz
grüner Pfeffer aus der Mühle
3 TL Olivenöl (15 ml)

Pro Portion: 555 kcal
47 g F, 27 g E, 7 g KH, 2,5 g FB

Die **Zucchini** waschen, putzen und in kleine Würfel schneiden. Den **Thymian** abbrausen und trocken tupfen, die Blätter abstreifen und hacken. • Die **Walnusskerne** in einer kleinen Pfanne ohne Fettzugabe rösten, auf einem Teller abkühlen lassen und grob hacken. • Die Hälfte des **Fetas** grob zerkrümeln und beiseitestellen, den Rest fein zerdrücken und mit der **Milch** glatt rühren. Die **Eier** verquirlen, Feta-Milch-Mischung und die Hälfte des Thymians untermischen. Mit **Cayennepfeffer, Salz** und **Pfeffer** würzen. • Das **Olivenöl** in einer Pfanne erhitzen und die Zucchini unter regelmäßigem Rühren darin 4–5 Minuten knapp gar braten. Die Hitze reduzieren und mit **Salz** und **Pfeffer** würzen. Die Eiermischung darübergießen und langsam stocken lassen. Den zerkrümelten Feta auf dem Zucchini-Omelette verteilen, den Deckel aufsetzen und fertig garen. • Zum Schluss den restlichen Thymian mit den gerösteten Walnüssen über das Zucchini-Omelette streuen.

BLIZZ-Fischfrikadellen mit Gurkensalat

Zubereitungszeit 25 Minuten

Für 1 Portion
Für den Salat
150 g feste Minigurken
Salz
grüner Pfeffer aus der Mühle
½ grüner Apfel (entkernt ca. 75 g; z. B. Granny Smith)
75 g griechischer Naturjoghurt (10 %)
1 TL Akazienhonig (5 g)
1 Spritzer Zitronensaft
1 TL frisch abgeriebene Biozitronenschale
1–2 Stängel Dill (5 g Dillspitzen)
Für die Frikadellen
125 g Seelachsfilet
1 Eigelb (Größe M)
10 g Pankomehl (alternativ Semmelbrösel)
4 TL Sahne (20 g)
1–2 Prisen Cayennepfeffer
1 TL Zitronensaft
1 TL frisch abgeriebene Biozitronenschale
Salz
grüner Pfeffer aus der Mühle
1 ½ TL Olivenöl (7,5 ml) zum Braten

Pro Portion: 479 kcal
29 g F, 30 g E, 27 g KH, 3 g FB

Für den Salat die **Gurken** waschen, trocken tupfen und ungeschält in feinste Scheiben hobeln. **Salzen** und **pfeffern.** Den **Apfel** waschen, ungeschält halbieren und entkernen. Quer in feine Scheiben hobeln, mit den Gurkenscheiben in eine Schüssel geben und vermengen. • Den **Joghurt** mit **Honig, Zitronensaft** und **-schale** glatt rühren. Den **Dill** abbrausen, trocken tupfen und die Spitzen fein hacken. Etwas Dill beiseitestellen, den Rest unter den Joghurt mischen und mit **Salz** und **Pfeffer** abschmecken. Das Joghurtdressing über den Gurkensalat geben, gut vermischen und mit dem restlichen Dill bestreuen. • Für die Frikadellen den **Seelachs** trocken tupfen, grob würfeln und im Blitzhacker zu einem nicht zu feinen Hack verarbeiten. In eine Schüssel geben und das **Eigelb** einrühren. **Pankomehl** und **Sahne** zugeben und alles gut zu einem lockeren Teig vermengen. **Cayennepfeffer, Zitronensaft** und **-schale** hinzufügen und mit **Salz** und **Pfeffer** kräftig würzen. • Das **Olivenöl** in einer Pfanne erhitzen. Aus der Masse zwei flache Frikadellen formen und bei mittlerer Hitze von jeder Seite 5 Minuten goldbraun braten. Auf Küchenpapier abtropfen lassen. • Die Frikadellen mit dem Gurkensalat servieren.

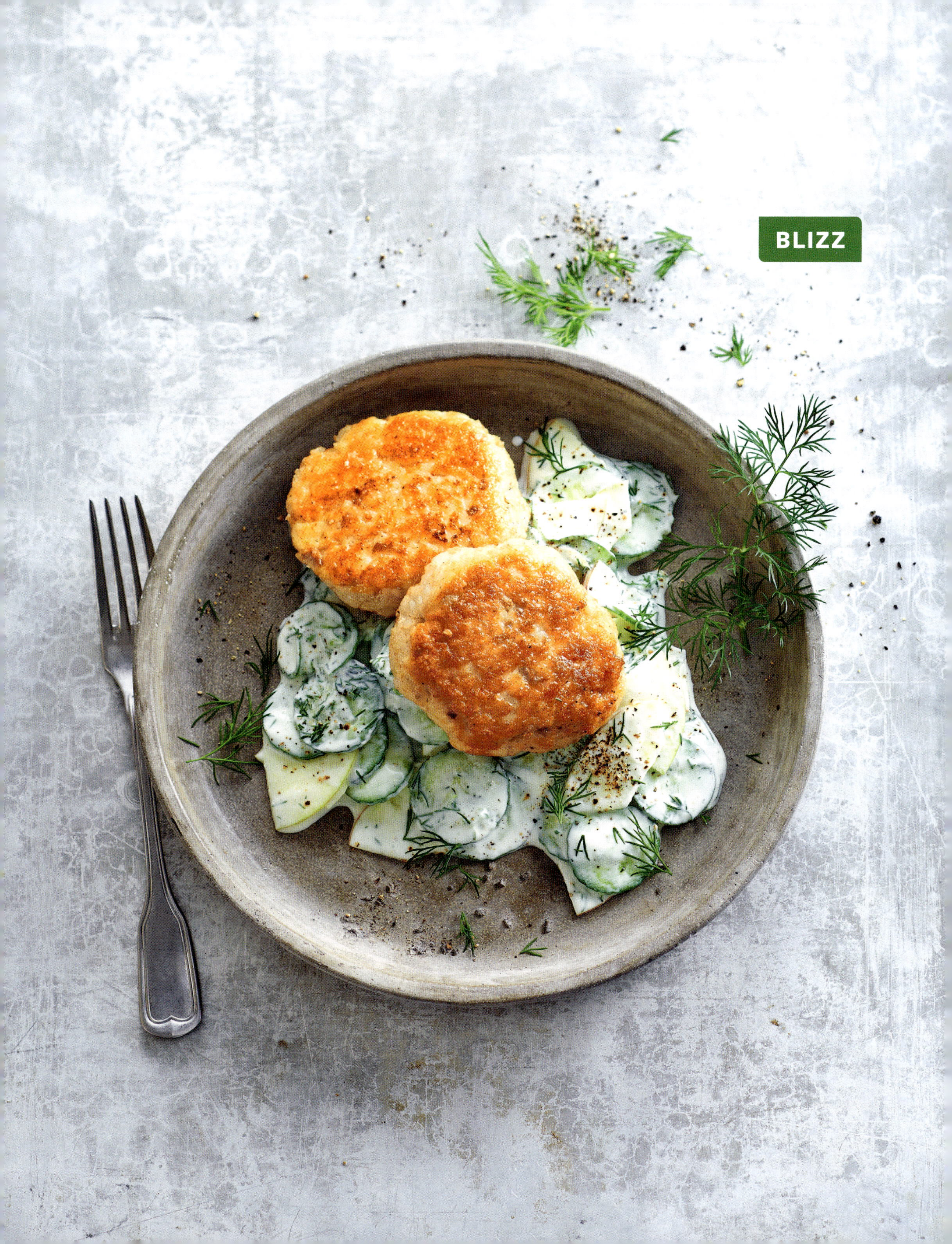

BLIZZ

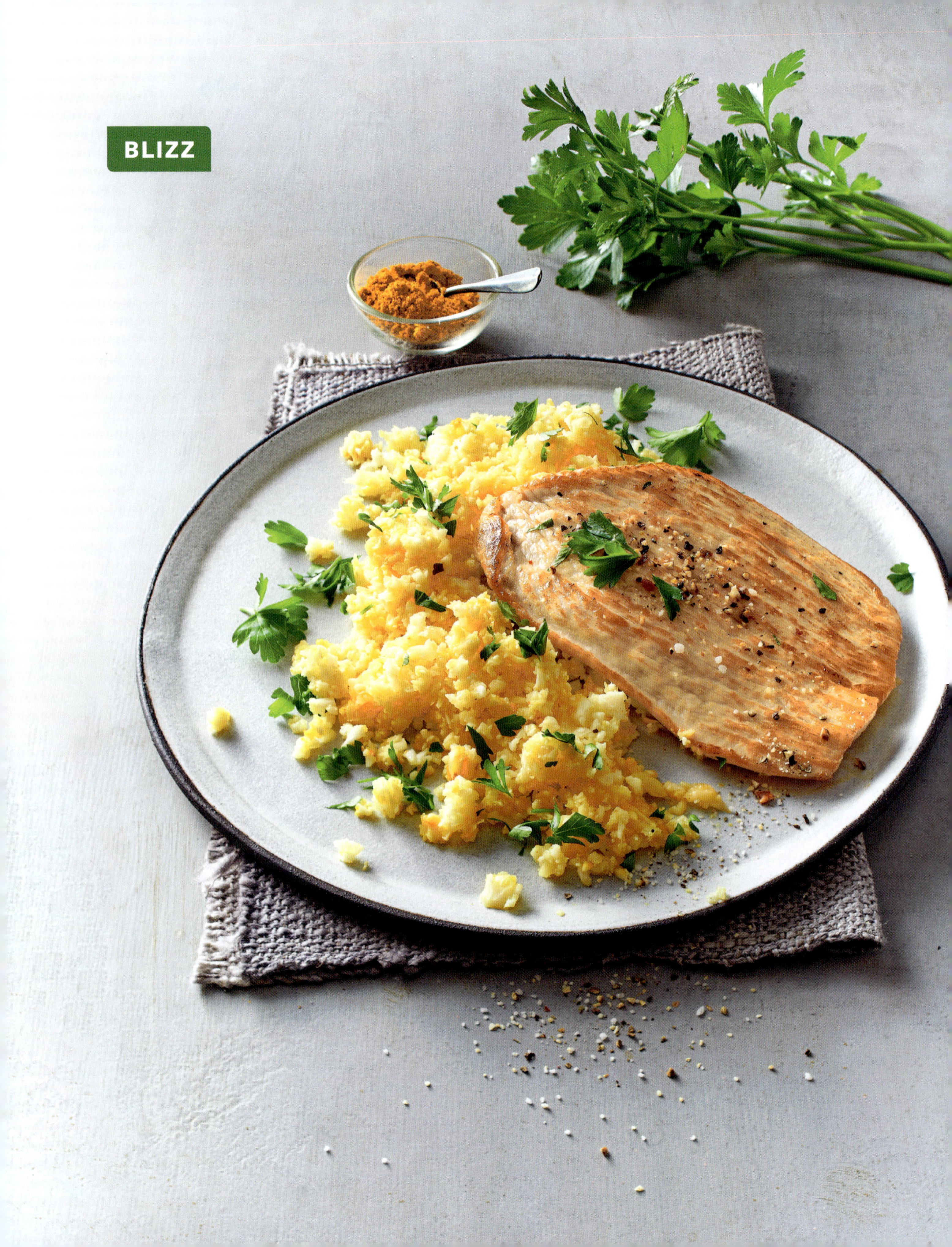
BLIZZ

Putenschnitzel mit gedämpftem BLIZZ-„Blumenkohlreis“

Zubereitungszeit 15 Minuten

Für 1 Portion
200 g Blumenkohl (ohne Strunk)
2–3 Stängel glatte Petersilie (5 g Blätter)
1 Putenschnitzel (125 g)
2 TL Rapsöl (10 ml)
Salz
schwarzer Pfeffer aus der Mühle
25 g Butter
1–2 TL Currypulver (nach Belieben)

Pro Portion: 458 kcal
33 g F, 36 g E, 5 g KH, 6 g FB

Den **Blumenkohl** putzen, waschen und grob in Stücke schneiden. Im Blitzhacker auf Stufe 2 zu gleichmäßig kleinen Stücken hacken und herausnehmen. Die **Petersilie** abbrausen, trocken tupfen und die Blätter im Blitzhacker auf Stufe 1 nicht zu fein hacken. • Das **Putenschnitzel** trocken tupfen und, falls nötig, etwas flacher klopfen, sodass es gleichmäßig 1–1,5 cm dick ist. • Das **Rapsöl** in einer Pfanne stark erhitzen. Das Putenschnitzel **salzen** und im heißen Öl von jeder Seite 2 Minuten goldbraun braten. Die Pfanne vom Herd nehmen, das Putenschnitzel **pfeffern** und dann kurz ruhen lassen. • Parallel die **Butter** in einer großen Pfanne sanft schmelzen. Den Blumenkohl dazugeben und abgedeckt bei knapp mittlerer Hitze 3–5 Minuten dämpfen, dabei zwischendurch umrühren – der Blumenkohl soll keine Farbe annehmen. **Salzen** und nach Belieben mit dem **Currypulver** würzen. • Das Putenschnitzel mit dem „Blumenkohlreis“ auf einem Teller anrichten und mit der gehackten Petersilie bestreuen.

FESTTAGS-GERICHTE UND DESSERTS

für zwei Personen

An festlichen Tagen soll man sich gern etwas Besonderes gönnen, aber nicht hemmungslos über die Stränge schlagen. Zwar sind unsere Festtagsgerichte etwas opulenter und zeitaufwendiger, aber dennoch richtig gesund. Und falls Sie Sorge haben, Ihren neuen Weg der kleinen Schritte damit zu verlassen, dann wählen Sie für die andere Mahlzeit des Tages ein extraleichtes Süppchen oder einen Salat. Dann darf es auch noch eines unserer feinen Desserts sein. Oder Sie gehen nach dem Essen einfach eine halbe Stunde flott spazieren. Das hilft immer dann, wenn ein Essen mal zu üppig ausgefallen ist.

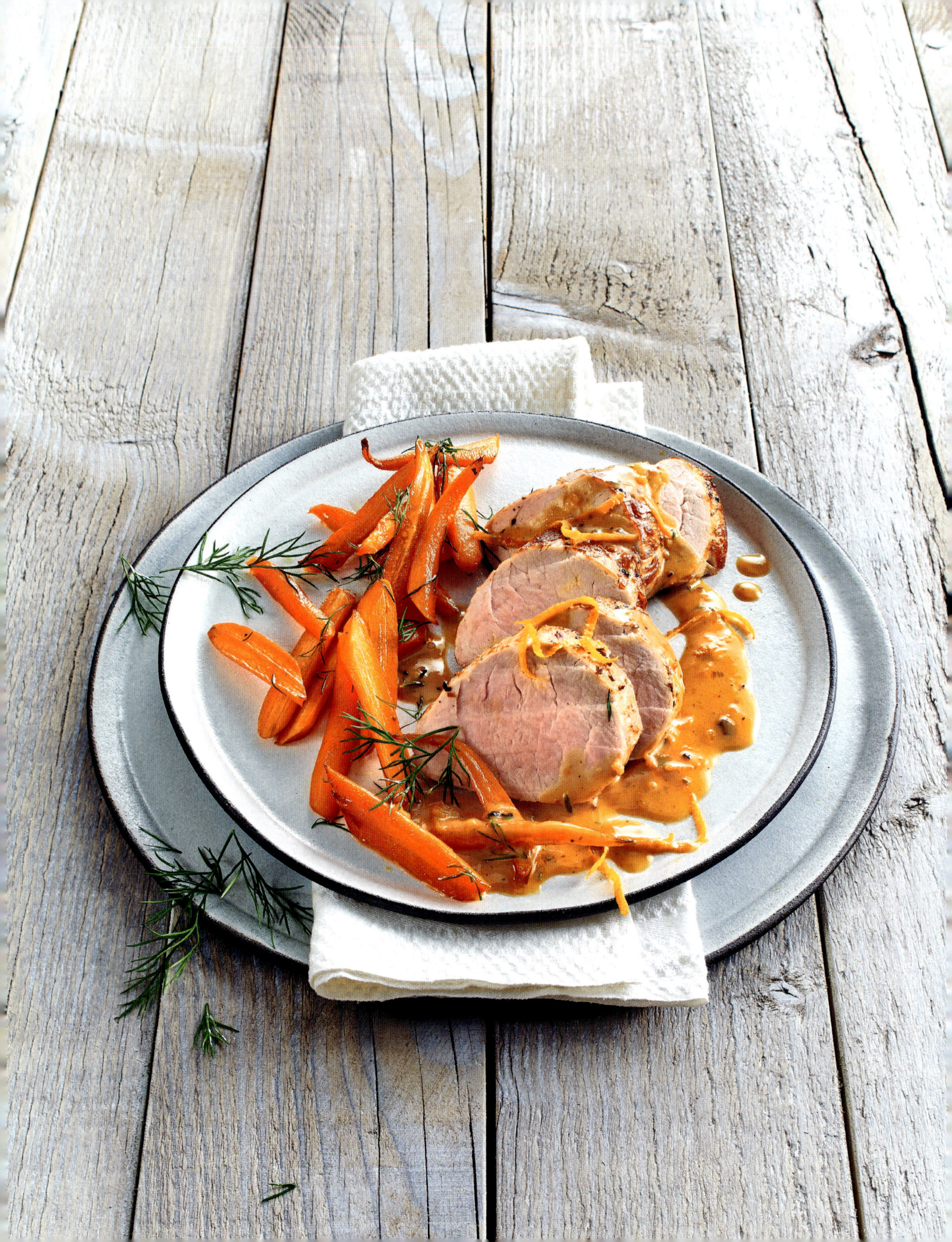

Schweinefilet mit Orangensauce und Butterkarotten

Zubereitungszeit 60 Minuten + 2 Stunden Marinierzeit

Für 2 Portionen

Für das Fleisch

2 dicke Schweinefiletstücke aus dem Mittelstück (à 170 g)
1 kleiner Zweig Rosmarin (2 g Nadeln)
1 Knoblauchzehe (5 g)
2 TL frisch abgeriebene Bioorangenschale
1 TL frisch gemahlene Koriandersamen
schwarzer Pfeffer aus der Mühle
2 TL Olivenöl (10 ml)
10 g Butterschmalz
Salz
100 ml Orangensaft
100 ml Gemüse- oder Fleischbrühe plus evtl. etwas mehr
60 g Schmand (24 %)

Für die Karotten

400 g schmale Karotten (geschält 300 g; z. B. Bundkarotten)
30 g Butter
2 TL Kokosblütenzucker (6 g)
Salz
schwarzer Pfeffer aus der Mühle
2 Stängel Dill (5 g Dillspitzen)

Außerdem

Ofenthermometer (siehe auch Tipp)

Pro Portion: 530 kcal
34 g F, 40 g E, 17 g KH, 6 g FB

Für das Fleisch die **Filetstücke** trocken tupfen und sauber parieren. Den **Rosmarin** abbrausen und trocken tupfen, die Nadeln fein hacken. Die **Knoblauchzehe** schälen und sehr fein hacken. Rosmarin und Knoblauch mit 1 TL **Orangenschale, Koriander** und etwas **Pfeffer** in einem tiefen Teller mischen. • Das Fleisch mit dem **Olivenöl** einstreichen und in der Würzmischung wälzen. In einen Gefrierbeutel geben, verschließen und 2 Stunden bei Zimmertemperatur marinieren, zwischendurch öfter durchkneten. • Den Backofen auf 120 °C Ober-/Unterhitze vorheizen. Eine Auflaufform auf der mittleren Schiene mit hineinstellen. • Die Würzmischung vom Fleisch abkratzen und beiseitestellen. Das **Butterschmalz** in einer Pfanne erhitzen. Das Fleisch **salzen** und im heißen Fett rundum 6 Minuten anbraten. Ein Ofenthermometer auf 58 °C Kerntemperatur einstellen und den Fühler bis zur Mitte in ein Fleischstück einstechen. Die Filetstücke in die heiße Auflaufform im Ofen legen, locker mit Alufolie abdecken und etwa 30 Minuten garen, bis die Kerntemperatur erreicht ist. • Inzwischen die **Karotten** schälen, abbrausen, längs vierteln und schräg in 3–4 cm lange Stücke schneiden. Die **Butter** in einem Topf erhitzen, **Zucker** und ¼ TL **Salz** darin auflösen. Die Karotten zugeben und etwa 20 Minuten bei gut mittlerer Hitze sanft braten, dabei öfter wenden. • Den Bratsatz in der Pfanne mit **Orangensaft** und **Brühe** lösen. Die beiseitegestellte Würzpaste zugeben, aufkochen und etwas einköcheln lassen. Den **Schmand** einrühren, mit **Salz** und **Pfeffer** abschmecken und die Sauce warm halten. • Das Fleisch aus dem Ofen nehmen und kurz ruhen lassen. Fleischsaft, der sich gebildet hat, zur Sauce geben und die restliche **Orangenschale** einrühren. • Die Karotten **pfeffern.** Den **Dill** abbrausen, trocken tupfen, hacken und darüberstreuen. Das Fleisch aufschneiden und mit Karotten und Orangensauce auf zwei Tellern anrichten.

Tipp Das Fleisch kann auch ohne Ofenthermometer in den Backofen gegeben werden, aber dann besteht das Risiko, dass es nachher nicht perfekt gegart ist.

Mediterranes Pfannengemüse mit Lammfilet

Zubereitungszeit 70 Minuten

Für 2 Portionen
Für das Fleisch
4 Lammfilets (à 70 g)
2 TL Olivenöl (10 ml)
1 kleine Knoblauchzehe (geschält 3 g)
3–4 Zweige Thymian (2 g Blätter)
schwarzer Pfeffer aus der Mühle
2 TL Butter (10 g)
Für das Gemüse
1 mittelgroße Aubergine (geputzt 200 g)
Salz
150 g rote Zwiebeln (geschält 125 g)
1–2 Knoblauchzehen (geschält 7 g)
1–2 rote Paprikaschoten (geschält und entkernt 175 g)
200 g braune Champignons (geputzt 150 g)
1 Zweig Rosmarin (3 g Nadeln)
150 g Kirschtomaten
6 TL Olivenöl (30 ml)
200 ml Gemüsebrühe
2 TL Balsamico-Essig (10 ml)
2–3 Stängel glatte Petersilie (5 g Blätter)
3–4 Zweige Thymian (2 g Blätter)

Pro Portion: 477 kcal
30 g F, 37 g E, 14 g KH, 10 g FB

Für das Fleisch die **Lammfilets** abbrausen, trocken tupfen, parieren und mit dem **Olivenöl** bestreichen. • Die **Knoblauchzehe** schälen und hacken. Den **Thymian** waschen, trocken tupfen, die Blätter abzupfen und hacken. Die Filets **pfeffern** und mit Knoblauch und Thymian bestreuen. Bis zur Verwendung bei Zimmertemperatur marinieren. • Für das Gemüse die **Aubergine** waschen, putzen und 1 cm groß würfeln. In ein Sieb geben und kräftig **salzen.** • Die **Zwiebeln** schälen, längs halbieren, dann quer in 1 cm breite Streifen schneiden. Die **Knoblauchzehe(n)** schälen und hacken. Die **Paprikaschote(n)** dünn schälen, halbieren und entkernen, abbrausen, trocken tupfen und in 2 cm große Stücke schneiden. Die **Pilze** trocken putzen, die Stiele herausdrehen und die Kappen in dicke Scheiben schneiden. **Rosmarin** abbrausen, trocken tupfen und die Nadeln sehr fein hacken. Die **Tomaten** waschen und halbieren, die Stielansätze dabei entfernen. • 3 TL **Olivenöl** in einer Pfanne erhitzen und die Zwiebeln darin glasig dünsten. • Die Auberginen mit Küchenpapier gut ausdrücken, mit dem Knoblauch zu den Zwiebeln geben und 2 Minuten mitdünsten. Die **Brühe** angießen und 8–10 Minuten schmoren, dabei öfter rühren. • Parallel dazu in einer zweiten Pfanne das restliche **Olivenöl** erhitzen und die Paprika darin unter häufigem Rühren etwa 10 Minuten braten. Zu den Auberginen geben. In der Paprikapfanne die Pilze 4–5 Minuten ohne weitere Fettzugabe bei starker Hitze braten. **Salzen** und ebenfalls zu den Auberginen geben. Rosmarin untermischen. • Zum Schluss die Tomaten zugeben und 3–4 Minuten ohne Deckel schmoren, bis die Flüssigkeit sämig eingekocht ist. **Balsamico-Essig** zugeben, abschmecken und warm halten. • Inzwischen **Petersilie** und **Thymian** abbrausen, trocken tupfen und die Blätter hacken. • Die Marinade vom Fleisch kratzen und zum Gemüse geben. Eine Pfanne ohne Fett stark erhitzen und die Lammfilets darin von beiden Seiten 1 ½–2 Minuten scharf anbraten. • Vom Herd nehmen, die **Butter** zugeben und die Filets darin schwenken. • Das Pfannengemüse mit Petersilie und Thymian bestreuen und mit den Filets auf zwei Tellern anrichten.

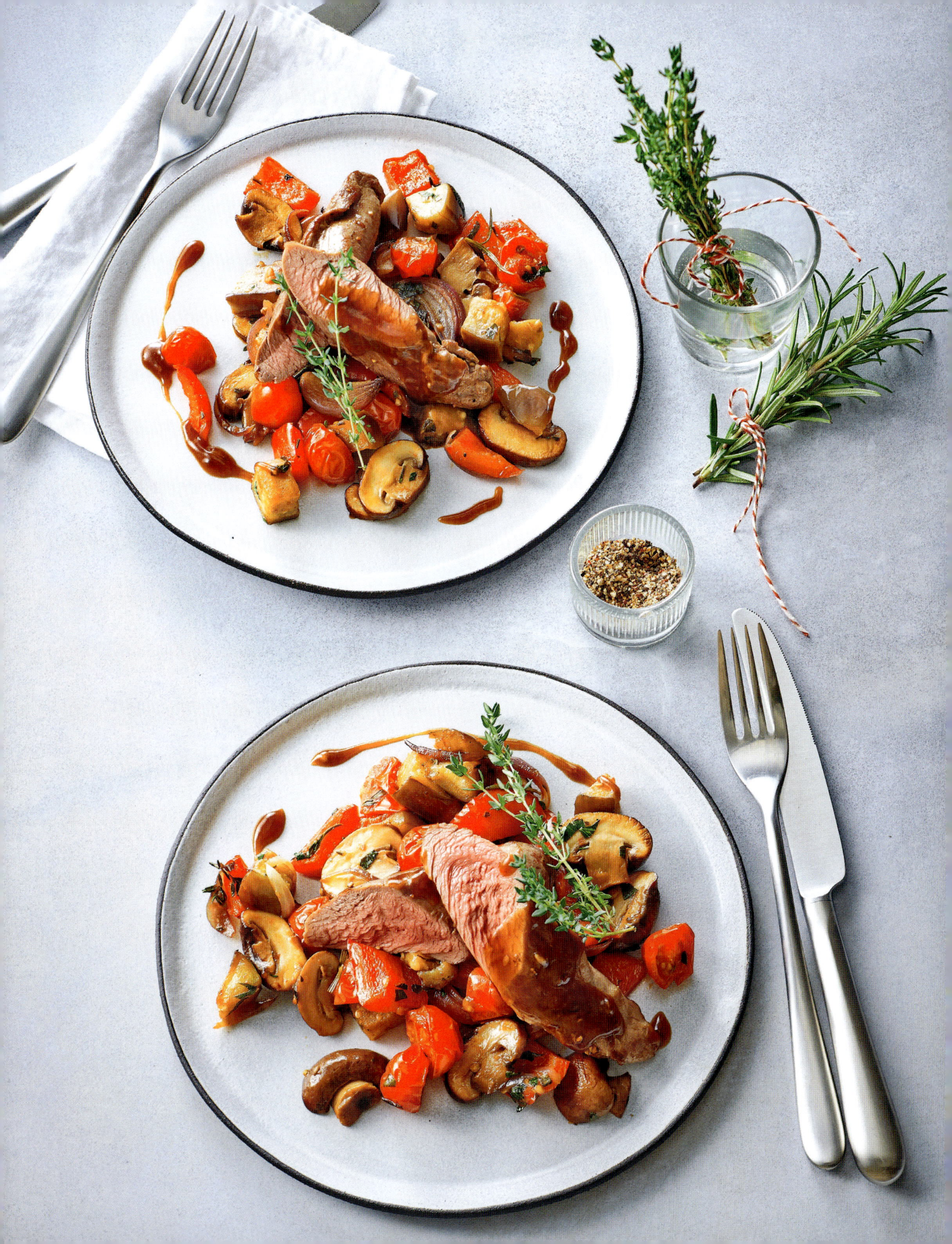

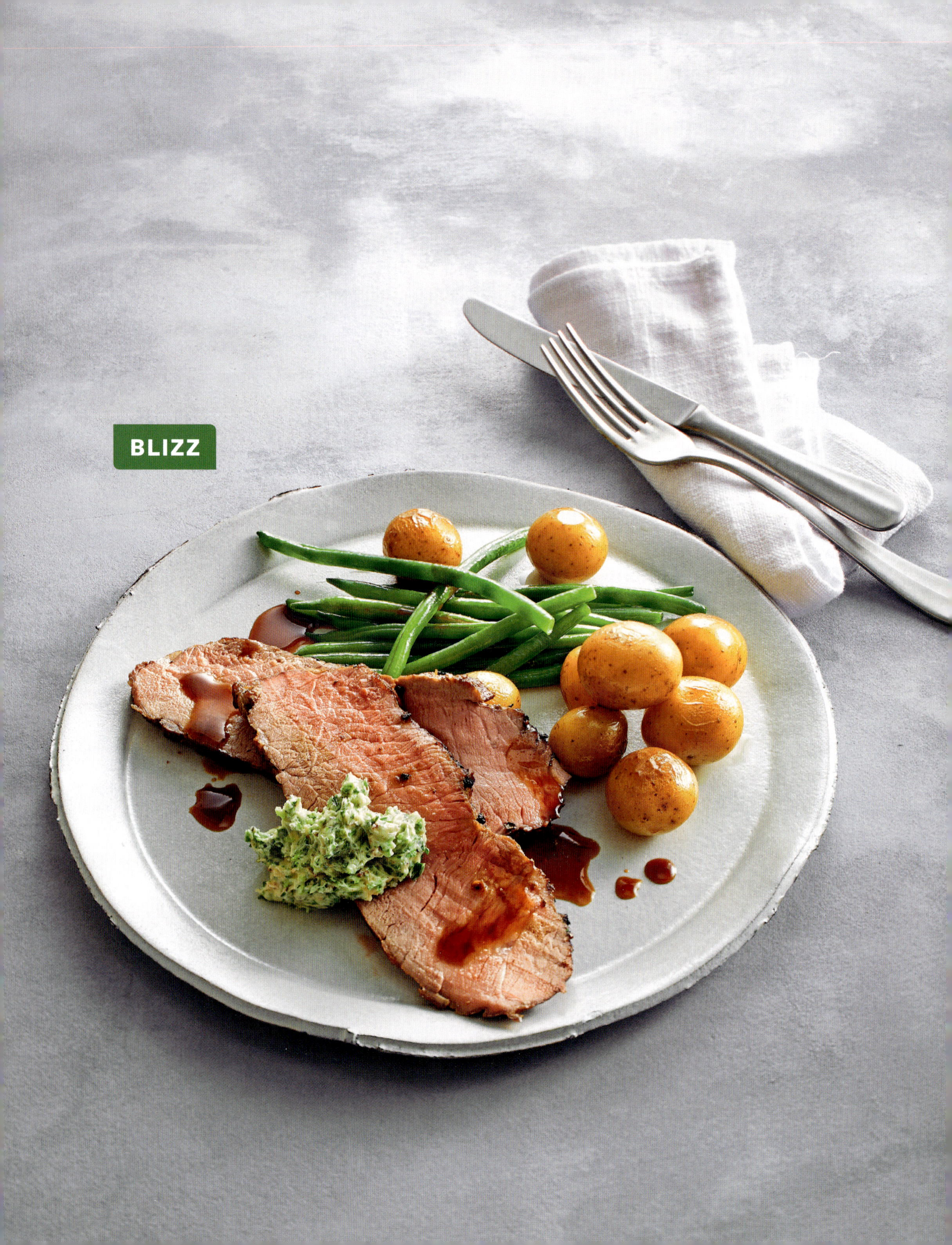
BLIZZ

Roastbeef mit grünen Bohnen, BLIZZ-Kräuterbutter und Röstkartoffeln

Zubereitungszeit 40 Minuten + 35–40 Minuten Backzeit

Für 2 Portionen

Für das Fleisch

500 g Roastbeef (Fett und Sehnen entfernt; ca. 400 g)
2 TL Rapsöl (10 ml) zum Braten

Für Kartoffeln und Bohnen

300 g Minikartoffeln
Salz
400 g grüne Bohnen (geputzt 350 g)
2 TL Rapsöl (10 ml) zum Braten
schwarzer Pfeffer aus der Mühle
1–2 Stängel Bohnenkraut (10 g Blätter, nach Belieben; alternativ glatte Petersilie)

Für die Kräuterbutter

40 g weiche Butter
1 TL Zitronensaft
1 TL frisch abgeriebene Biozitronenschale
15 g TK-Kräutermischung
Salz
schwarzer Pfeffer aus der Mühle

Außerdem

Ofenthermometer (siehe Tipp)

Pro Portion: 665 kcal
36 g F, 52 g E, 32 g KH, 7 g FB

Das **Fleisch** 60 Minuten vor der Zubereitung aus dem Kühlschrank nehmen. • Den Backofen auf 140 °C Ober-/Unterhitze vorheizen. Den Ofenrost in die Mitte schieben und darunter eine Fettpfanne platzieren. • Das Roastbeef sauber parieren, dazu den Fettdeckel ablösen, die darunterliegende Sehne vorsichtig entfernen und das Fleisch trocken tupfen. • Das **Rapsöl** in einer Pfanne erhitzen und das Roastbeef darin bei hoher Hitze rundum kräftig und braun anbraten. Das Ofenthermometer auf eine Kerntemperatur von 56 °C einstellen und den Fühler bis zur Mitte in das Fleisch einstechen. Das Roastbeef auf den Ofenrost legen und 35–40 Minuten garen oder bis die Kerntemperatur erreicht ist. Herausnehmen, locker in Alufolie einschlagen und 15–20 Minuten ruhen lassen. • Inzwischen die **Kartoffeln** sauber bürsten und ungeschält in **Salzwasser** 15 Minuten kochen. • Für die Kräuterbutter die weiche **Butter** mit **Zitronensaft, -schale, Kräutern** und etwas **Salz** und **Pfeffer** in einer Schale vermischen. • **Bohnen** putzen, waschen und in etwa 4 cm lange Stücke schneiden. In einen Dämpfeinsatz geben und über kochendem **Salzwasser** 10 Minuten dämpfen. • Währenddessen das **Rapsöl** in der Fleischpfanne erhitzen. Die Kartoffeln abgießen, in die Pfanne geben und unter mehrmaligem Wenden knusprig braten. Dann **salzen** und **pfeffern.** • Inzwischen, falls verwendet, das **Bohnenkraut** abbrausen, trocken tupfen und die Blätter hacken. • Bohnen etwas ausdampfen lassen und auf zwei Teller verteilen. Das Roastbeef aufschneiden und daneben anrichten. Den Fleischsaft, der sich gebildet hat, über die Bohnen träufeln und eventuell mit dem Bohnenkraut bestreuen. Mit den Kartoffeln und der Kräuterbutter servieren.

Tipp Wer kein Fleisch isst, kann Kartoffeln und Bohnen mit dem Avocado-Basilikum-Dip (siehe Seite 76) oder dem Erbsen-Feta-Dip (siehe Seite 76) kombinieren. – Sie können das Fleisch auch ohne Ofenthermometer in den Backofen geben, aber dann besteht das Risiko, dass es nachher nicht perfekt gegart ist.

BLIZZ-Involtini mit BLIZZ-Pastinakenpüree

Zubereitungszeit 60 Minuten

Für 2 Portionen
Für das Püree
1 Bund glatte Petersilie (20 g Stiele und Blätter)
500 g Pastinaken (geschält 350 g)
2 TL Rapsöl (10 ml)
150 ml Gemüsebrühe
2 TL Butter (10 g)
1-2 Prisen Cayennepfeffer
1 Prise frisch geriebene Muskatnuss
1 TL frisch abgeriebene Biozitronenschale
Salz
schwarzer Pfeffer aus der Mühle
Für die Involtini
30 g Walnusskerne
1 große Karotte (geschält 100 g)
4 TL Rapsöl (20 ml)
Salz
schwarzer Pfeffer aus der Mühle
2 Putenschnitzel (à 125 g)
175 g Doppelrahmfrischkäse
1-2 Prisen Cayennepfeffer
30 ml trockener Wermut (z. B. Noilly Prat)
100 ml Gemüsebrühe

Pro Portion: 695 kcal
53 g F, 40 g E, 12 g KH, 7 g FB

Für das Püree die **Petersilie** abbrausen, trocken tupfen, Stiele und Blätter separat grob hacken. Die Blätter im Blitzhacker auf Stufe 2 fein hacken und beiseitestellen - die Hälfte ist für die Fleischfüllung. • **Pastinaken** schälen, grob in Stücke schneiden und mit den Petersilienstielen auf Stufe 2 feinstückig hacken. Herausnehmen. • Für die Involtini die **Walnüsse** im Blitzhacker auf Stufe 1 kleinstückig hacken und herausnehmen. Die **Karotte** schälen, grob in Stücke schneiden und auf Stufe 2 fein hacken (etwa 2 mm klein). • 2 TL **Rapsöl** in einer Pfanne erhitzen und die Karotten darin 2-3 Minuten unter Rühren braten. **Salzen, pfeffern,** in eine Schüssel geben und abkühlen lassen. • Die **Putenschnitzel** trocken tupfen und mit dem Fleischhammer 3-4 mm dünn klopfen. **Salzen** und **pfeffern.** • Walnüsse, 125 g **Frischkäse, Cayennepfeffer,** etwas **Salz** und **Pfeffer** und die Hälfte der gehackten Petersilie zu den Karotten in die Schüssel geben und vermischen. Auf die Schnitzel streichen (1 cm Rand frei lassen), fest aufrollen und mit Holzspießchen fixieren. • Das **Rapsöl** für das Püree in einem Topf erhitzen. Die Pastinaken darin 3 Minuten unter Rühren farblos andünsten. Die **Gemüsebrühe** angießen und abgedeckt 10-15 Minuten köcheln lassen. • Parallel dazu das restliche **Rapsöl** in einem Bräter erhitzen und die Fleischrollen darin 3-4 Minuten rundum goldbraun anbraten. Abdecken, die Hitze reduzieren und 8 Minuten garen. • Die Pastinaken abgießen, dabei die Flüssigkeit auffangen, diese zurück in den Topf geben und auf 2-3 EL einkochen. In eine Tasse füllen, die Pastinaken wieder in den Topf geben und mit dem Stabmixer fein pürieren, dabei nach und nach so viel eingekochte **Brühe** hinzugeben, bis die Konsistenz richtig ist. Die **Butter** einrühren, mit **Cayennepfeffer, Muskatnuss, Zitronenschale, Salz** und **Pfeffer** würzen, restliche gehackte Petersilie unterheben und warm halten. • Die Involtini in Alufolie einschlagen. Den Bratsatz mit **Wermut** ablöschen, die **Brühe** angießen, aufkochen und restlichen **Frischkäse** einrühren. Die Involtini aufschneiden, den Fleischsaft zur Sauce geben und abschmecken. Mit dem Püree auf zwei Tellern anrichten.

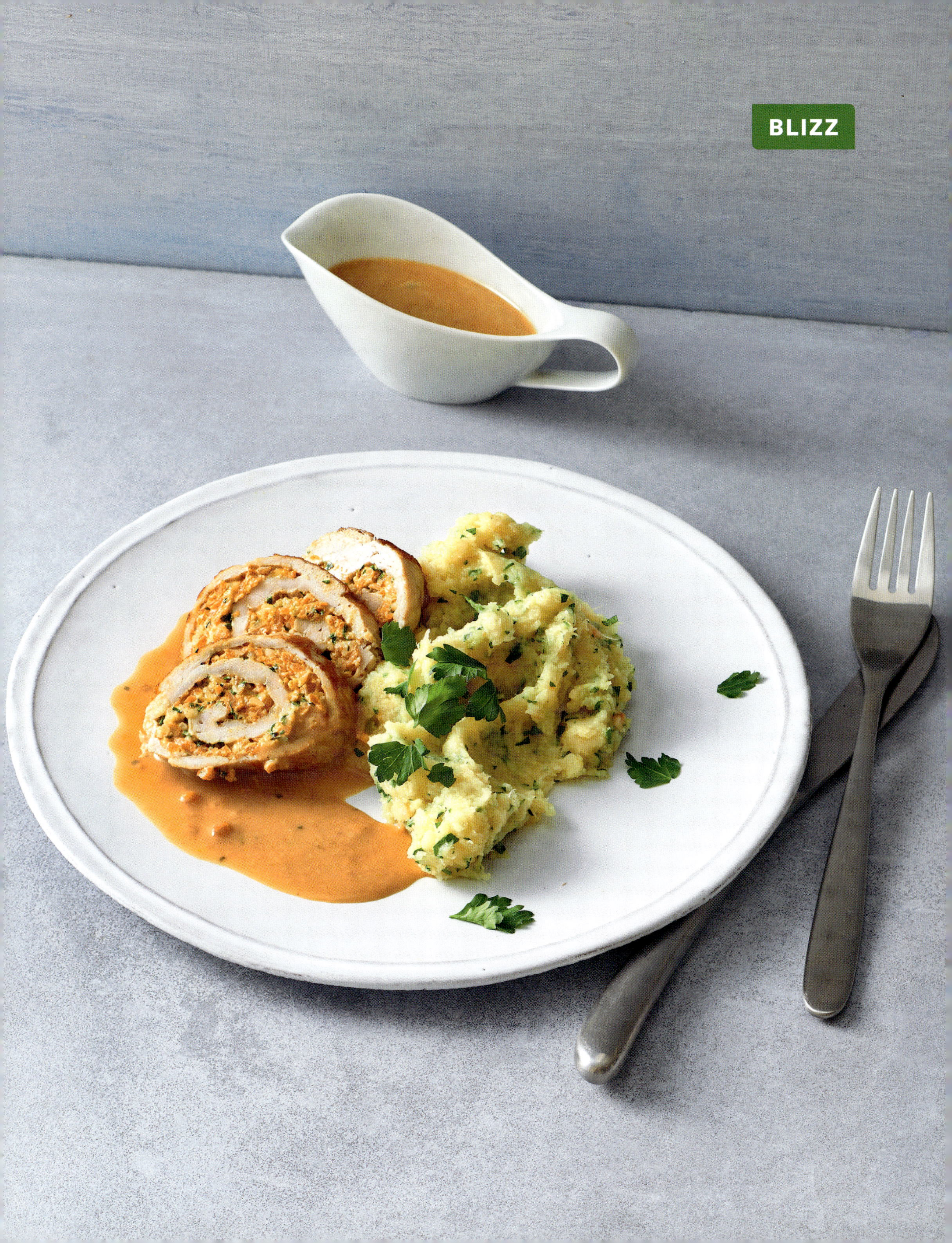
BLIZZ

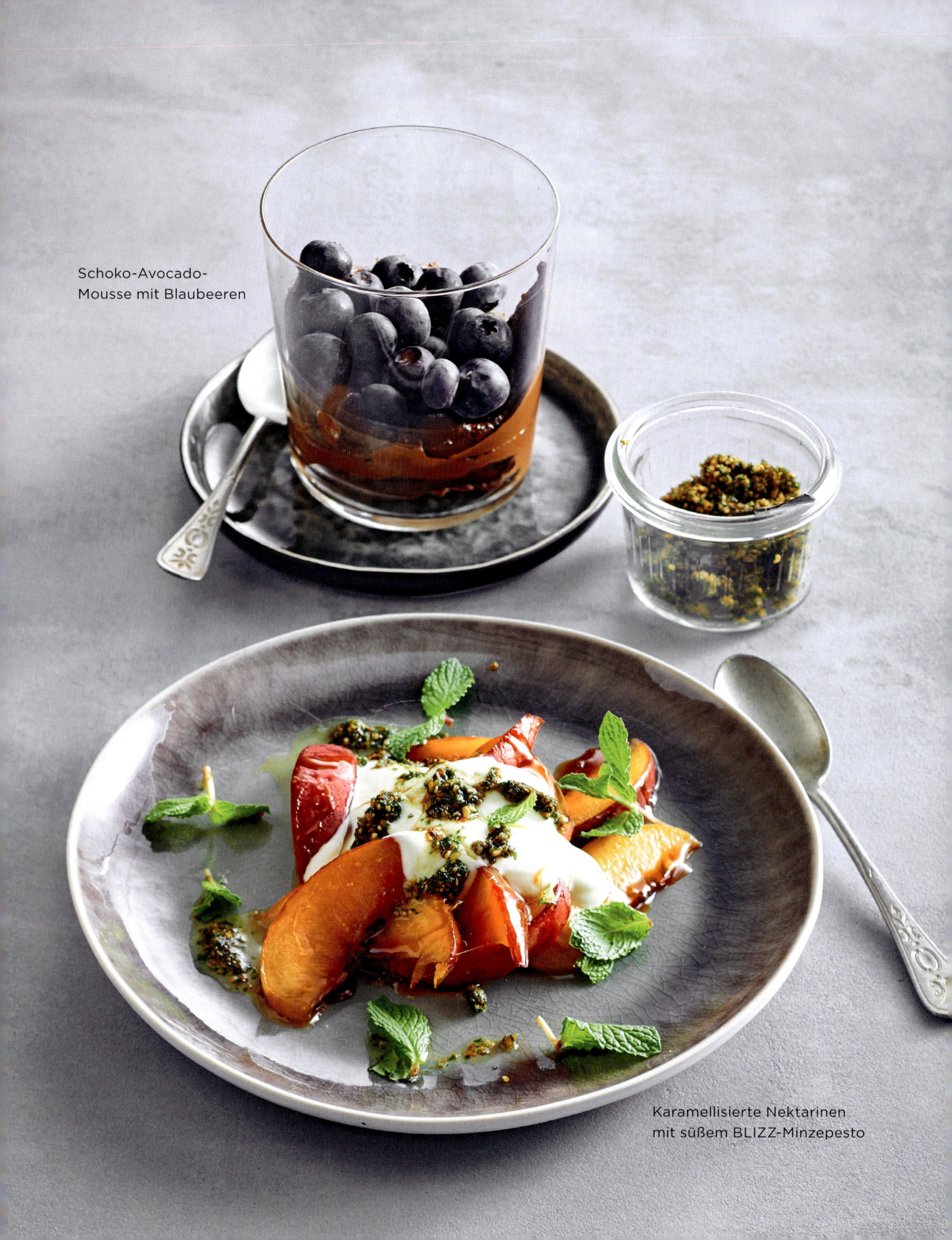

Schoko-Avocado-
Mousse mit Blaubeeren

Karamellisierte Nektarinen
mit süßem BLIZZ-Minzepesto

Schoko-Avocado- Mousse mit Blaubeeren

vegan laktosefrei

Zubereitungszeit 10 Minuten

Für 2 Portionen
1 große Avocado
(150 g Fruchtfleisch)
50 ml Orangensaft
4 TL Ahornsirup (20 g)
4 TL dunkles Kakaopulver (10 g)
2 Msp. gemahlene Vanille oder
Ceylon-Zimt
1 kleine Prise Salz
100 g Blaubeeren

Pro Portion: 241 kcal
19 g F, 3 g E, 15 g KH, 8 g FB

Die **Avocado** halbieren, entkernen, das Fruchtfleisch herauslösen und mit **Orangensaft** und **Ahornsirup** in einen Mixbecher geben. Mit dem Stabmixer fein pürieren. • Das **Kakaopulver** unterrühren, dann mit **Vanille** und **Salz** würzen. Die Mousse in zwei Schalen oder Gläser füllen. • Die **Blaubeeren** abbrausen, trocken tupfen und auf der Schoko-Avocado-Mousse anrichten.

Karamellisierte Nektarinen mit süßem BLIZZ-Minzepesto

vegetarisch

Zubereitungszeit 25 Minuten

Für 2 Portionen
Für das Minzepesto
20 g Mandelblättchen
¼ Bund Minze (10 g Blätter)
½ TL frisch abgeriebene
Biozitronenschale
1 TL Mandelöl (5 ml; alternativ
Rapsöl)
1 TL Akazienhonig (5 g)
1 Spritzer Zitronensaft
1 kleine Prise Salz
Für die Nektarinen
2 Nektarinen (gehäutet und
entsteint 230 g)
5 TL Kokosblütenzucker (15 g)
100 g griechischer Naturjoghurt
(10 %)

Pro Portion: 240 kcal
13 g F, 5 g E, 26 g KH, 4 g FB

Für das Pesto die **Mandelblättchen** in einer kleinen Pfanne ohne Fettzugabe goldgelb rösten. • Die **Minze** abbrausen und trocken tupfen. Einige Blätter zum Garnieren beiseitelegen, den Rest grob hacken und mit **Zitronenschale** und Mandeln im Blitzhacker auf Stufe 2 feinstückig zerkleinern. In eine Schale geben, **Mandelöl** und **Honig** untermischen und das Pesto mit **Zitronensaft** und **Salz** abschmecken. • Die **Nektarinen** häuten, halbieren, entsteinen und in Spalten schneiden. Den **Kokosblütenzucker** mit 2 EL Wasser in einer Pfanne aufkochen. Die Nektarinen mit den Schnittflächen nach unten hineinsetzen und 3–4 Minuten köcheln lassen, bis die Flüssigkeit sämig ist. • Die karamellisierten Nektarinen heiß auf zwei flache Schalen verteilen und mit dem **Joghurt** toppen. Das Minzepesto in kleinen Klecksen darübergeben und mit den beiseitegelegten Minzeblättern garnieren.

Schmorapfel-Trifle mit Walnüssen und Joghurt

vegetarisch

Zubereitungszeit 20 Minuten + Abkühlzeit

Für 2 Portionen
30 g Walnusskerne
350 g aromatische Äpfel (geschält und entkernt 250 g; z. B. Elstar)
20 g Butter
4 TL Kokosblütenzucker (12 g)
3 TL Apfelbrand (15 ml; alternativ Calvados; nach Belieben)
1 kleine Prise Salz (nach Belieben)
250 g griechischer Naturjoghurt (10 %)
2 TL Ahornsirup (20 g)

Pro Portion: 443 kcal
32 g F, 7 g E, 33 g KH, 3,5 g FB

Die **Walnüsse** in einer kleinen Pfanne ohne Fettzugabe rösten, abkühlen lassen und grob hacken. Ein paar Nüsse beiseitelegen. • Die **Äpfel** schälen, vierteln und entkernen. Die Viertel erst in Spalten, dann in kleine Stücke schneiden. • Die **Butter** in einer Pfanne erhitzen und die Äpfel darin 6–8 Minuten sanft braten, bis sie weich und goldbraun sind. Mit dem **Kokosblütenzucker** bestreuen und umrühren, bis er sich gelöst hat. Mit dem **Apfelbrand** ablöschen und nach Belieben mit **Salz** würzen. Lauwarm oder kalt abkühlen lassen. • Die Apfelmischung in zwei Gläser füllen, die Walnüsse darüberstreuen, mit dem **Joghurt** bedecken und mit den restlichen Walnüssen bestreuen. Die Trifles mit dem **Ahornsirup** beträufeln und servieren.

Mango-Kokos-Eiscreme

vegan laktosefrei

Zubereitungszeit 10 Minuten + ca. 30 Minuten Eisverarbeitungszeit

Für 2 Portionen
1 kleine reife Mango (125 g Fruchtfleisch; z. B. Alphonso)
125 g Kokosmilch (70–90 % Kokosanteil)
25 g weißes Mandelmus
25 g Agavensirup
2 TL Limettensaft
1 Msp. gemahlene Vanille
1 Prise Salz
2 Msp. Xanthan (alternativ Guarkernmehl)
Außerdem
Eismaschine (siehe Tipp für Alternative)

Pro Portion: 287 kcal
21 g F, 43 g E, 19 g KH, 2 g FB

Die **Mango** schälen, in dicken Scheiben vom Stein schneiden und würfeln. Mit **Kokosmilch, Mandelmus, Agavensirup** und **Limettensaft** in einen Mixbecher geben und mit dem Stabmixer fein pürieren. Mit **Vanille** und **Salz** abschmecken. • Das **Xanthan** darübersieben, noch einmal durchmixen und in der Eismaschine etwa 30 Minuten zu Eiscreme verarbeiten. • Die Eiscreme in zwei Schalen oder Gläser füllen und sofort servieren.

Tipp Garnieren Sie die Portionen nach Belieben mit kleinen Mangostückchen und/oder einigen Kokoschips. – Falls Sie keine Eismaschine besitzen: Die Mangowürfel im Gefrierfach mindestens 3–4 Stunden gefrieren. Dann mit den anderen Zutaten in den Standmixer geben, pürieren und sofort servieren.

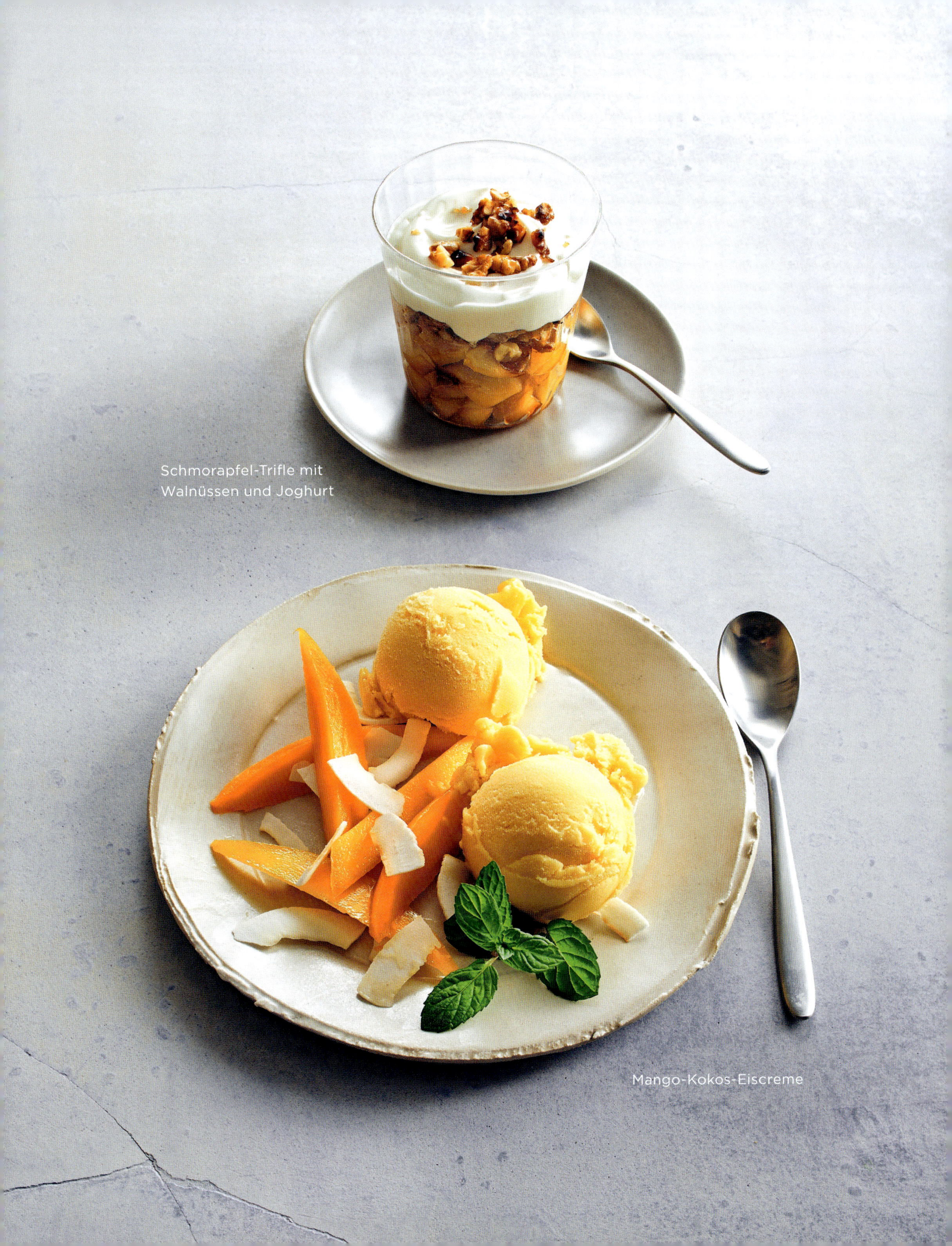

Schmorapfel-Trifle mit
Walnüssen und Joghurt

Mango-Kokos-Eiscreme

ABSPANN

WWW.MENGENRECHNER.DE
kcal
UNSER KOSTENLOSER SERVICE FÜR SIE

Der Einkaufs- und Ernährungsassistent für unsere Kochbücher

Abschreiben oder Abfotografieren war gestern

Rezepte aus unseren Kochbüchern lassen sich kostenlos auf www.mengenrechner.de an die Personenzahl und individuelle Portionsgrößen anpassen und als E-Mail auf Ihr Smartphone schicken oder gleich dort aufrufen. Zutaten lassen sich streichen, neue Zutaten ergänzen.

Rezept- und Zutatenfilter

Suchen Sie zum Beispiel nach veganen, vegetarischen, glutenfreien, laktosefreien oder nach Rezepten mit Zutaten, die Sie noch vorrätig haben. Speichern Sie Lieblingsrezepte und Einkaufslisten.

Persönlicher Ernährungsassistent

Sortieren Sie Rezepte nach Kalorien, Kohlenhydraten, Fett- oder Eiweißgehalt. Berechnen Sie wissenschaftlich Ihren täglichen Kalorienbedarf und -verbrauch. Legen Sie Maximalwerte für Kalorien- oder Kohlenhydrataufnahme fest. Führen Sie Tagesprotokolle mit Nährwertbilanz.

Zutatenregister

Rezeptregister

Dank

Der Verlag dankt allen Beteiligten, die durch ihre Mithilfe und Unterstützung zum Gelingen dieses Buches beigetragen haben. Für ihre unermüdlichen Bemühungen um die außerordentliche Qualität danken wir unseren Mitarbeitern Anne Krause, Johanna Hänichen, Ellen Schlüter, Caroline Mohr, Maja Filipek, Katerina Stegemann, Valerie Mayer und Annika Steinacker.

Impressum

Originalausgabe
Becker Joest Volk Verlag GmbH & Co. KG
Bahnhofsallee 5, 40721 Hilden, Deutschland

2. Auflage Februar 2020

ISBN 978-3-95453-180-6

Texte: Dr. med. Carsten Lekutat
Rezepte und Nährwertberechnung: Bettina Matthaei
Food-Fotografie: Matthias Hoffmann
Foodstyling: Maik Schacht
Porträt Cover: Dipl.-Des. Justyna Schwertner
Projektleitung: Johanna Hänichen
Typografische Konzeption, Cover- und Buchgestaltung: Dipl.-Des. Anne Krause
Buchsatz: Dipl.-Des. Anne Krause, Maja Filipek
Illustrationen: Dipl.-Des. Melanie van Bentum
Bildbearbeitung und Lithografie:
Ellen Schlüter, Maja Filipek und Makro Chroma Joest & Volk OHG, Werbeagentur
Koordination Fachlektorat: Valerie Mayer
Fachlektorat: Şebnem Yavuz
Lektorat: Doreen Köstler
Druck: Firmengruppe Appl, aprinta druck GmbH

WWW.MENGENRECHNER.DE – UNSER KOSTENLOSER SERVICE FÜR SIE

Ausführliche Infos
Seite 164

www.mdr.de

BECKER JOEST VOLK VERLAG
www.bjvv.de